妇产科
护士规范操作指南

主　编　王丽芹　王丽娜　夏　玲

中国健康传媒集团
中国医药科技出版社

内 容 提 要

　　本书是一本指导妇产科临床护理的图书，详细介绍了妇产科护理技术操作规范，阐述了妇产科常见的护理技术操作，主要侧重于操作现场评估、护理技术的适应证、操作用物准备、操作过程与操作步骤、操作可能出现的并发症及预防措施、操作注意事项、观察要点和护理技术操作的评分标准等。内容全面实用，知识重点突出，操作条理清晰，易于读者掌握和实践，可提高妇产科护士的专业能力，提升妇产科护理服务的专业化程度。本书可供医院、妇产康复机构等相关护理人员参考使用。

图书在版编目（CIP）数据

　　妇产科护士规范操作指南/王丽芹，王丽娜，夏玲主编.—北京：中国医药科技出版社，2021.3
　　ISBN 978 - 7 - 5214 - 2356 - 3

　　Ⅰ.①妇…　Ⅱ.①王…　②王…　③夏…　Ⅲ.①妇产科学—护理学—指南　Ⅳ.①R473.71 - 62

　　中国版本图书馆 CIP 数据核字（2021）第 032716 号

美术编辑　陈君杞
版式设计　郭小平

出版　**中国健康传媒集团** | 中国医药科技出版社
地址　北京市海淀区文慧园北路甲 22 号
邮编　100082
电话　发行：010 - 62227427　邮购：010 - 62236938
网址　www. cmstp. com
规格　889 × 1194mm ¹⁄₃₂
印张　8 ⅜
字数　231 千字
版次　2021 年 3 月第 1 版
印次　2021 年 3 月第 1 次印刷
印刷　三河市万龙印装有限公司
经销　全国各地新华书店
书号　ISBN 978 - 7 - 5214 - 2356 - 3
定价　39.00 元

获取新书信息、投稿、为图书纠错，请扫码联系我们。

版权所有　盗版必究
举报电话：010 - 62228771
本社图书如存在印装质量问题请与本社联系调换

编　委　会

主　　编　王丽芹　王丽娜　夏　玲

主　　审　刘怀霞　王晓茹

副 主 编　黄贤伟　郝丽红　李寅寅　董姣姣

编　　者（以姓氏笔画为序）

马莎莎　马晓莹　王　蒙　王玉巍

王丽芹　王丽娜　王晓茹　卢文艳

吕　伟　吕思睿　刘　研　刘怀霞

刘焕玲　刘福琴　杨　帆　杨晓红

李　微　李佩静　李寅寅　何　丹

沈　兰　陈　瑜　陈立英　陈彤彤

郑觅觅　孟　萌　郝丽红　夏　玲

郭宏晶　黄贤伟　董姣姣

前言
Foreword

为响应国家生育政策的调整及医改目标导向，深入开展优质护理服务示范工程，建设一流临床护理重点专科，进一步提高妇产科护士专业素质和综合素养，满足护理新需求的专科护士培养途径特编写本书。

妇产科护理学是诊断和处理女性现存和潜在的健康问题，为妇女健康提供服务的一门学科，是现代护理学的重要组成部分。随着现代医学模式的转变，妇产科护理学内涵更加丰富和细致，这种内涵的不断拓展和转变，使得临床护理工作内容更为专业，工作场所不断扩展，同时对于妇产科护理学专科人才的数量、学历层次、专业知识和技能的要求也不断提升。

本书从妇科护理技术规范和产科护理技术规范两个方面进行了全面阐述，为妇产科护士打好理论和实践基础提供支持与借鉴。本书的出版，将为广大读者带来新的视角、理念和方法，增加妇产科护理人员对本专科护理操作规范的深刻认识。

探索科学、有效的专科护士培养与使用策略，不断提高临床护士专业化水平，促进妇产科临床护士适应医学专业的发展和人民群众对美好生活的向往，是广大护理管理者和护理教育者恒久关注的话题，也是广大临床护士努力

1

的方向。期盼本书的出版能为妇产科护理工作者提供一些新的思路，提高专科护理水平，造福更多的患者，为护理学注入新的生机和活力。

由于编者水平有限，不足之处在所难免，敬请各位读者批评指正。

编　者
2021 年 1 月

目录

第一篇
绪　　论

自 20 世纪 70 年代起，我国开始全面推行和落实计划生育政策，40 多年来，此政策的实施，有效控制了人口过快增长的趋势。但是，最新研究数据显示，现阶段妇女总和生育率明显下降，仅为 1.5 ~ 1.6，已低于理想的总和生育率（1.8），我国人口结构也发生明显改变，老龄化发展迅速。

党的十八届五中全会提出"全面实施一对夫妇可生育二胎孩子政策"，即"全面二胎政策"。为贯彻落实中共中央关于调整完善生育政策的决策部署，原国家卫计委印发《关于贯彻落实 < 中共中央国务院关于调整完善生育政策的意见 > 的通知》《关于做好调整完善生育政策宣传引导工作的通知》及《关于做好新形势下妇幼健康服务工作的指导意见》等文件，全面指导启动实施新生育政策，明确提出迅速开展妇幼资源调查、密切监测服务需求变化及加强妇幼卫生资源建设等要求。随着生育政策的调整，近几年我国新生儿数量将出现增长，每增加一名新生儿，将随之增加相应的妇幼保健、产科门诊及住院服务。

妇产科学是临床医学的重要组成部分，但又区别于临床医学。妇产科学主要研究和服务对象绝大多部分是女性，主要面对的是人的生殖繁衍，研究女性生殖系统内的一系列问题。医护人员既要掌握女性患者内生殖系统与其他系统之间的关系，也要掌握女性内生殖系统疾病引进或者导致的其他系统的疾病而不同程度的反应。区别于临床医学，妇产科专业人员面对患者所采取的技术操作和处理也有所不同。所以，现阶段，由于社会和科技的发展以及患者需求的改变，妇产科技术朝着高度专业化、精细化的方向快速发展，妇产科专科分工越来越细。随着医学科学发展和社会的进步，人们对健康、生育、疾病和康复保健的认知和需求也不断地改变。新形势下全面提升妇幼健康服务质量和管理水平，切实改善妇幼健康服务的公平性，全面降低孕产妇死亡率、婴儿死亡率、5 岁以下儿童死亡率，不断改善妇产科服务质量，提高母乳喂养率，降低非医学指征剖宫产率，做好计划生育技术服务，保障优生优育，是目前医疗妇幼保健单位的重要工作之一。

新的生育政策下，一对夫妻可以生两胎孩子，部分"失独家庭"对生育的渴望增加，还将有一部分超龄（大于35岁）妇女再生育的问题。出生人口数量增加将导致妇幼卫生服务数量增加，特别是城市妇幼卫生服务能力会面临新的挑战；高龄产妇增多会引起高危妊娠发生率增高。诚然，对于这些妇女和家庭的生育咨询、孕产期保健等一系列问题，护理人员要在充分尊重家庭和妇女对生育态度的前提下，注意其个体的生理和心理的变化，应该给予细心的指导和帮助。同时，对于相关卫生服务部门也提出了更高的要求。

妇产科学与内科学、外科学和儿科学并列组成医学四大主干课程，也是医学生在校必修的四大临床课程，也是医护人员职称资格考试的四门必考课程。对护理人员来讲，妇产科护理学的重要性亦是如此。妇产科的学术地位和学术高度是不容置疑或者颠覆的；换而言之，可以毫不夸张地说，它的发展直接影响人类的生存和生殖繁衍等问题。

妇产科学是专门研究女性生殖系统、病理变化以及生育调控的一门临床医学学科，由妇科学和产科学组成。妇科学是一门研究女性非妊娠期生殖系统生理和病理改变，并对病理改变进行预防、诊断和处理的临床医学学科。产科学是一门研究女性妊娠期、分娩前以及产褥期全过程中孕产妇，胚胎以及胎儿所发生的生理和病理变化，并对病理改变进行预防、诊断和处理的临床医学学科。

妇产科护理学针对不同年龄阶段和不同健康状况的女性，以及她们的家庭。妇科护士主要针对非妊娠期女性的生理病理变化而展开护理。产科护理工作面对孕产妇、胎儿和新生儿生理或病理变化而展开护理工作。由于护理对象的特殊性，就要求妇产科护理人员不仅要具备基础医学知识和护理学知识，还需要掌握一部分社会学知识和人文科学；不仅要掌握护理学基本理论和方法，还要掌握妇产科特有的理论和方法。妇产科护理学跟随着医学科学的发展不断进步和趋于成熟，医学科学的进步直接影响妇产科护理学的发展理念、护理内涵、工作范畴和工作模式。实践证明，妇产科护理学的发展和进步，极大地体现和突出其作为医学学科中一员的专业价值和专业内涵。

第二篇
妇科护理操作指南

第一章

备 皮 法

手术前皮肤准备（简称备皮），包括去除手术区毛发，清洁和（或）消毒皮肤等措施，其目的是在不损伤皮肤完整性的前提下减少皮肤细菌数量，降低手术后切口感染率。

一、操作前评估

（1）评估患者年龄、病情、自理程度及配合程度。

（2）评估患者手术区域皮肤情况。

二、操作前准备

（1）护士准备　着装符合要求，洗手、戴口罩。

（2）物品准备　一次性备皮刀、弯盘、一次性尿垫、手套、纱布、松节油、大棉棒，治疗缸内有医用肥皂水、盆盛热水及毛巾。

（3）患者准备　协助患者取平卧位，臀下垫一次性尿垫，暴露备皮区，协助其脱对侧裤腿盖于近侧腿部，对侧腿用被子遮盖，双腿略外展，暴露外阴。

（4）环境　环境符合操作要求（关闭门窗、屏风遮挡、保护患者隐私、注意保暖），了解患者病情，掌握操作注意事项。

三、操作过程

（1）严格执行双人查对，检查医嘱本及物品有效期（双人查对后，医嘱正确，所有物品均在有效期内，方可操作）。

（2）洗手、戴口罩。

（3）携用物至床旁，询问患者姓名（两种方式进行核对），向患者及家属解释此次操作的目的，取得患者及家属同意；关闭门窗、屏风遮挡，协助患者取平卧位，双腿略外展，暴露备皮区，臀部垫一次性尿垫。注意保护患者隐私、保暖。

（4）操作者站于患者右侧，臀部垫一次性尿垫，暴露备皮区域，注意保护患者隐私，保暖。查看手术区域有无破溃、湿疹，将弯盘置于一次性尿垫上，双手戴一次性手套，检查并打开备皮刀，再次查对，用大棉棒蘸肥皂水涂手术部位皮肤（妇产科备皮范围为剑突下，左、右腋中线，大腿上三分之一，会阴部及肚脐），一手用纱布绷紧皮肤，另一手持备皮刀呈45°自上而下剃毛，分区剃净毛（从上而下有序进行，顺着毛生长的方向剃毛），肚脐部位应用棉签蘸松节油清除脐部污垢（对松节油过敏者用温水擦拭），注意勿剃破皮肤，备皮过程中询问患者主诉。

（5）备皮完毕仔细检查是否擦拭干净，特别是肚脐（腹腔镜手术）。

（6）检查干净后用热毛巾洗去备皮部位毛发及肥皂水。

四、整理用物

备皮完毕，用热毛巾擦拭备皮区域肥皂水和毛，撤去弯盘、一次性尿垫，脱手套，协助患者穿衣，整理床单位，向患者及家属交待注意事项手术区域的毛和污垢已为您去除干净，请您好好休息，如有事请及时呼叫我，我也会来看您，谢谢您的配合。洗手，做好记录。

五、护理问题及措施

（1）皮肤破溃备皮过程中手法要轻，与皮肤呈45°进行备皮；如破溃及时用碘伏消毒，防止感染。

（2）过敏史备皮前询问患者有无过敏史，如对松节油敏感者,用温水进行擦拭肚脐。

六、操作评分标准

项目	内容和要求	评分标准	分值
操作前准备(30分)	护士准备	着装整洁,修剪指甲,洗手、戴口罩	7分
	物品准备	一次性备皮刀、弯盘、一次性尿垫、手套、纱布、松节油、大棉棒,治疗缸内有医用肥皂水、盆盛热水及毛巾	8分
	患者准备	协助患者取平卧位	3分
		臀下垫一次性尿垫,暴露备皮区	3分
		协助其脱对侧裤腿盖于近侧腿部,对侧腿用被子遮盖,双腿略外展,暴露外阴	3分
	环境准备	环境符合操作要求(关闭门窗、屏风遮挡,保护患者隐私,注意保暖)	2分
	检查核对	查对医嘱,一次性备皮刀质量符合要求	2分
		实施双人查对	2分
操作方法与程序(60分)	查对、解释	携用物至病床旁,再次核对患者身份、床号、姓名	4分
		向患者解释备皮的目的,取得合作	3分
	摆体位	协助患者取平卧位,双腿略外展,暴露出备皮区	4分
		脱下一条裤腿,嘱患者双腿略外展,暴露外阴	4分
		给患者臀下垫尿垫	4分
	备皮流程	操作者站于患者右侧	1分
		臀部垫一次性尿垫,暴露备皮区域	1分
		查看手术区域皮肤有无破溃、湿疹	1分
		将弯盘置于一次性尿垫上	1分
		双手戴一次性手套	1分
		检查并打开备皮刀	2分
		再次查对	1分
		用大棉棒蘸肥皂水均匀涂抹手术部位皮肤(妇产科备皮范围为剑突下,左右腋中线,大腿上三分之一,会阴部及肚脐)	1分

续表

项目	内容和要求	评分标准	分值
	备皮流程	一手用纱布绷紧皮肤	1 分
		另一手持备皮刀呈45°自上而下剃毛发	1 分
		分区剃净毛发（从上而下有序进行，顺着毛发生长的方向剃毛）	1 分
		肚脐部位应用棉签蘸松节油清除脐部污垢（对松节油过敏者用温水擦拭），注意勿剃破皮肤	2 分
		备皮过程中询问患者主诉	2 分
	整理解释	备皮完毕用热毛巾擦拭备皮区域肥皂水和毛发	4 分
		撤去弯盘、一次性尿垫，垃圾分类，正确脱手套	4 分
		整理床单位符合要求	2 分
		清理用物，洗手	2 分
		向患者及家属交待注意事项（手术区域的毛发和污垢已为您去除干净，请您好好休息，如有事请及时呼叫我，我也会来看您，谢谢您的配合）	8 分
		拉开窗帘，视情况打开门窗，查对记录	5 分
效果评价（10分）	综合评价	动作熟练，程序正确	2 分
		严格遵循无菌原则	2 分
		患者沟通好，体现关爱患者	2 分
		用物、污物处理正确	2 分
		操作后对患者进行指导	2 分

第二章

女性导尿术

导尿术是指将尿管经尿道插入膀胱引出尿液，目的是解除尿潴留，留取不污染的尿液标本做检查，测定残余尿，测定膀胱冷热感、容量、压力，注入造影剂或药物帮助诊断或治疗等。

一、操作前评估

（1）评估患者年龄、病情、自理程度及配合程度。

（2）评估患者是否有泌尿系手术史、阴道手术史及有无先天性畸形。

（3）评估患者膀胱充盈度。

二、操作前准备

（1）护士准备　着装符合要求，洗手、戴口罩。

（2）物品准备　一次性导尿包（根据患者年龄、病情，备不同型号尿管，临床常用的型号有 14#、16#、18#、20#）、一次性尿垫、弯盘、手消毒液、生活垃圾桶、医疗垃圾桶、利器盒、尿管和尿袋标识、导管固定贴、医嘱本、笔。

（3）患者准备　协助患者取仰卧位，双腿屈膝，协助其脱去对侧裤腿盖于近侧腿部，对侧腿用被子遮盖，臀下垫一次性尿垫，双腿略外展，暴露外阴。

（4）环境　环境符合操作要求（关闭门窗、屏风遮挡，保护患者隐私，注意保暖），了解患者病情，掌握操作注意事项。

三、操作过程

（1）严格执行双人查对，检查医嘱本及物品有效期（双人查对后，医嘱正确，所有物品均在有效期内，方可操作）。

（2）携用物至床旁，询问患者姓名（两种方式进行核对），向患者及家属解释此次操作的目的，取得患者及家属同意；关闭门窗、屏风遮挡，协助患者取屈膝仰卧位，双腿略外展，暴露外阴，臀部垫一次性尿垫。注意保护患者隐私、保暖。

（3）洗手、戴口罩。

（4）清洗外阴　备好弯盘置于会阴部远端，在治疗车上打开导尿包，取出清洗包，放在患者两腿之间，左手戴手套，撕开棉球包（10个消毒棉球）放于清洗盘内，右手持镊子。

①第一个棉球消毒阴阜三下。

②第二个棉球消毒对侧大阴唇。

③第三个棉球消毒近侧大阴唇，左手持纱布块，拇指、示指分开大阴唇。

④第四个棉球消毒尿道口。

⑤第五个棉球消毒对侧小阴唇。

⑥第六个棉球消毒近侧小阴唇。

⑦第七个棉球消毒尿道口。

⑧第八个棉球消毒对侧小阴唇。

⑨第九个棉球消毒近侧小阴唇。

⑩第十个棉球消毒尿道口到肛门。消毒后棉球置于会阴部远端弯盘内，清洗完毕后脱手套放于清洗盘内，将弯盘放置治疗车下，清洗盘扔到医疗垃圾桶。

（5）再次洗手。在患者两腿之间打开导尿包，戴手套，打开洞巾，将大、小弯盘放在两腿之间，小弯盘靠近尿道口（会阴部），取出消毒棉球（4个消毒棉球）、纱布、镊子放于小弯盘一侧；在大弯盘中检查尿管气囊是否漏气，取出尿袋与尿管连接好，置于大弯盘内备用；撕开石蜡油棉球袋，用石蜡油棉球润滑导尿管备用。左手持纱布分开固定小阴唇，暴露尿道口，右手持镊子，用消毒棉球由内向外消毒尿道口。

①第一个棉球消毒尿道口。

②第二个棉球消毒对侧小阴唇。

③第三个棉球消毒近侧小阴唇。

④第四个棉球消毒尿道口，左手不动。消毒后棉球置于小弯盘另一侧。右手更换无菌持物钳持导尿管，轻轻插入尿道，女性 4～6cm，见尿后将尿管尽可能地全部插入，普通尿管向气囊内注入 10～20ml 0.9% 氯化钠注射液（特殊尿管见说明书），轻拉尿管有阻力感证明已固定好。撕开洞巾，将尿袋通过大腿上进行固定，可在大腿内侧用导管固定贴进行固定，尿袋挂于床架子上。

⑤收拾用物：包裹用物撤入治疗车下医疗垃圾桶，取出一次性尿垫扔入医疗垃圾桶；脱手套，粘贴尿管、尿袋上标识（日期、时间、操作者）；协助患者穿裤子，整理患者床单位；观察尿色、尿量情况及患者主观反应，向患者交待注意事项，整理操作用物；洗手，拉开隔帘，查对并签名。

四、注意事项

（1）严格无菌操作，预防尿路感染。

（2）插入尿管动作轻柔，以免损伤尿道黏膜，若插入时有阻挡感（切忌蛮插）可更换方向（也可稍退 2～3cm，向导尿管中灌注石蜡油，润滑尿道再插），见有尿液流出时再插入 2～3cm，勿过深或过浅，忌反复抽动尿管（有导丝的尿管虽插入时能够很快有力，但最容易损伤尿道黏膜，故可之前抽出；石蜡油一定反复涂满导尿管两次）。

（3）选择导尿管的粗细要适宜，对小儿或疑有尿道狭窄者，尿管宜细。

（4）对膀胱过度充盈者，排尿宜缓慢以免骤然减压引起出血或晕厥。对膀胱高度膨胀且又极度虚弱的患者，第一次导尿量不可超过 500ml，以防大量放尿导致腹腔内压突然降低，大量血液滞留于腹腔血管内，造成血压下降，产生虚脱，亦可因膀胱突然减压，导致膀胱黏膜急剧充血，引起尿血。

（5）测定残余尿时，嘱患者先自行排尿，然后导尿。残余尿量一般为 5~10ml，如超过 100ml，则应留置导尿管。

（6）留置导尿时，应常检查尿管固定情况，是否脱出，必要时以无菌药液每日冲洗膀胱一次；按尿管失效期要求更换尿管，再次插入前应让尿道松弛数小时，再重新插入。

（7）膀胱过度充盈患者导尿时速度不能过快，否则可以产生休克或膀胱出血，此时应缓慢分次地放出尿液，每次 150~200ml，反复多次，逐渐将膀胱放空。

五、操作评分标准

项目	内容和要求	评分标准	分值
操作前准备（20分）	护士准备	着装整洁，修剪指甲，洗手，戴口罩	4分
	物品准备	一次性导尿包（根据患者年龄、病情准备不同型号导尿包，临床常用的型号有 14#、16#、18#、20#）	2分
		一次性尿垫、弯盘、手消毒液、生活垃圾桶、医疗垃圾桶、利器盒、尿管和尿袋标识、导管固定贴、医嘱本、笔	3分
	患者准备	协助患者取仰卧位，双腿屈膝	1分
		协助其脱对侧裤腿盖于近侧腿部	1分
		对侧腿用被子遮盖	1分
		臀下垫一次性尿垫	1分
		双腿略外展，暴露外阴	1分
	环境准备	环境符合操作要求（关闭门窗、屏风遮挡，保护患者隐私，保暖）	2分
		了解患者病情，掌握操作注意事项	2分
	检查、核对	查对医嘱，导尿包质量符合要求	1分
		实施双人查对	1分

续表

项目	内容和要求	评分标准	分值
操作方法与程序分（70分）	查对、解释	携用物至病床旁，再次核对患者身份床号、姓名	2分
		向患者解释导尿的目的，取得合作	2分
	摆体位	关闭门窗、拉上窗帘	1分
		协助患者摆放体位，注意给患者保暖	1分
		注意保护隐私	1分
		患者臀下垫一次性尿垫	1分
	清洗外阴	外阴清洗、消毒符合规范，备好弯盘置于会阴部远端	1分
		在治疗车上打开导尿包	1分
		取出清洗包，放在患者两腿之间	1分
		左手戴手套，撕开棉球包（10个棉球包）放于清洗盘内，右手持镊子	1分
		（1）第一个棉球消毒阴阜三下	2分
		（2）第二个棉球消毒对侧大阴唇	2分
		（3）第三个棉球消毒近侧大阴唇，左手持纱布块，拇指、示指分开大阴唇	2分
		（4）第四个棉球消毒尿道口	2分
		（5）第五个棉球消毒对侧小阴唇	2分
		（6）第六个棉球消毒近侧小阴唇	2分
		（7）第七个棉球消毒尿道口	2分
		（8）第八个棉球消毒对侧小阴唇	2分
		（9）第九个棉球消毒近侧小阴唇	2分
		（10）第十个棉球消毒尿道口到肛门	2分
		清洗完毕后脱手套，用物撤入治疗车下垃圾桶内	1分
		再次洗手	2分

项目	内容和要求	评分标准	分值
	再次消毒	打开导尿包方法正确	1 分
		消毒符合要求，左手持纱布分开固定小阴唇，暴露尿道口	2 分
		右手持镊，用消毒棉球由内向外消毒尿道口	3 分
		（1）第一个棉球消毒尿道口	3 分
		（2）第二个棉球消毒对侧小阴唇	3 分
		（3）第三个棉球消毒近侧小阴唇	3 分
		（4）第四个棉球消毒尿道口，左手不动	3 分
		消毒后棉球置于小弯盘另一侧	2 分
	插尿管	插管时更换无菌持物钳持导尿管插入	2 分
		插尿管方法正确	2 分
		尿管气囊（气囊用 20ml 注射器抽 10～20ml 0.9％氯化钠注射液）固定	2 分
		撕开洞巾，将尿袋通过大腿根上方固定在床边	1 分
	整理解释	撤出用物符合规范，垃圾分类正确，脱手套	1 分
		粘贴尿管、尿袋标识	1 分
		整理床单位符合要求	1 分
		观察尿色、尿量情况或患者主观反应	1 分
		向患者交待注意事项	1 分
		拉开窗帘，视情况打开门窗，查对记录	1 分
效果评价（10分）	综合评价	操作过程中遵守无菌操作规程，具有爱伤观念	2 分
		操作流程正确、熟练	2 分
		动作熟练，操作过程流畅，物品摆放处置有序、不杂乱	2 分
		操作紧凑，不拖拉	2 分
		患者沟通好，体现人文关怀	2 分

第三章

阴道灌洗/冲洗

阴道灌洗治疗是阴道皮肤、黏膜直接吸收药物，与口服相比，不经胃肠道等复杂的消化系统，直接作用于病灶，药效起效快。阴道灌洗无不良反应，药物充分与阴道黏膜接触并吸收，不影响机体内循环环境，清洁彻底，治疗效果较为显著。

阴道冲洗是将药物倒入阴道冲洗器进行冲洗，是阴道炎疾病临床治疗的常见措施，不但能够让药物和致病菌直接接触，也可采取局部灌洗方法，将药物进入血液循环概率显著降低。

一、操作步骤

（一）操作前评估

（1）评估患者的病情、年龄、意识、自理能力、合作程度、药物性质、过敏史等。

（2）了解患者基本心理状态，详细回答患者提出的疑惑，给予患者正确的健康教育，稳定患者情绪，让患者适当放松心情。

（二）操作前准备

（1）护士准备　着装符合要求，洗手、戴口罩。

（2）用物准备　一次性大棉棒、碘伏、消毒灌、一次性尿垫、清洁手套、洗手液、生活及医疗垃圾桶、冲洗器、冲洗液、无菌纱布块、医嘱本、笔。

（3）环境准备　安静整洁、明亮舒适。

（三）操作过程

（1）检查用物，携用物至床旁。

（2）解释操作目的，核对患者腕带。

（3）核对阴道冲洗器以及冲洗液。

（4）将患者床尾被盖松开，予以患者消毒铺巾，辅助患者选取膀胱截石位姿势，将阴道充分暴露。

（5）以碘伏消毒处理患者外阴部位。

（6）将冲洗液和阴道冲洗器拆封，医护人员戴上消毒手套，按照医嘱以阴道冲洗器吸取适量冲洗液且进行排气，将阴道冲洗器轻缓置入到患者阴道，对冲洗器进行挤压，确保冲洗液置入到阴道深部。

（7）对阴道进行三次反复冲洗，将外阴残留的冲洗液擦拭干净。

（8）对患者体下治疗巾进行处理，同时需要及时处理腹股沟位置的冲洗液和消毒液；协助患者及时穿好衣物，选择舒适体位、姿势。

操作过程中需要护理人员和患者及时沟通，确保患者知晓基本操作目的，能够配合护理，同时需要对患者隐私进行保护，如患者出现不良情绪，需要及时疏导。快速手消毒剂消毒手，推车回处置室，整理用物，垃圾分类。洗手，记录。

二、操作评分标准

项目	内容要求	评分标准	分值
操作准备（10分）	护士准备	着装整洁、修剪指甲、洗手、戴口罩	3分
	用物准备	一次性大棉棒、碘伏、消毒罐、一次性尿垫、清洁手套、洗手液、生活垃圾桶、医疗垃圾桶、冲洗器、冲洗液、无菌纱布块、医嘱本、笔	4分
	环境准备	环境整洁，限制人员流动，保护患者的隐私，注意保暖	3分

续表

项目	内容要求	评分标准	分值
操作方法与程序（70分）	核对	携用物至床旁，再次查对医嘱、药液标签，检查药液质量符合要求	5分
		实施二人查对	5分
	操作目的	告知患者阴道冲洗、灌洗的目的，取得合作	5分
		注意遮挡，保暖	2分
		协助患者取膀胱截石位	3分
	操作要点	铺治疗巾，行会阴擦洗，清洁局部。会阴擦洗后用纱布擦干会阴	5分
		将冲洗液和阴道冲洗器拆封，医护人员戴上消毒手套，按照医嘱以阴道冲洗器吸取适量冲洗液且进行排气，将阴道冲洗器轻缓置入到患者阴道，对冲洗器进行挤压，确保冲洗液置入到阴道深部	10分
		对阴道进行三次反复冲洗，将外阴残留的冲洗液擦拭干净	10分
		对患者体下治疗巾进行处理，同时需要及时处理腹股沟位置的冲洗液和消毒液；协助患者及时穿好衣物，选择舒适体位姿势	10分
		操作中关注患者的反应，询问患者有无不适，并适时沟通交流	5分
	指导患者	告知目的、方法及配合要点	5分
		指导患者保持会阴清洁卫生，预防感染	5分
效果评价（20分）	综合评价	操作时注意保暖和遮挡	5分
		严格无菌操作	5分
		嘱患者给药后静卧0.5小时。如发现异常，应及时告知医生，遵医嘱给予相应处理	5分
		整理用物，垃圾分类。操作完毕，洗手，摘口罩，记录	5分
总分		100分	

三、难点及重点

按照医嘱以阴道冲洗器吸取适量冲洗液，且进行排气，将阴道冲洗器轻缓置入患者阴道内，对冲洗器进行挤压，确保冲洗液置入到阴道深部。

四、注意事项

（1）阴道冲洗过程中观察患者有无不适主诉，注意观察有无异常反应，及时处理并发症。

（2）阴道冲洗具有较强的冲击力，能将阴道内的黏液及分泌物冲尽，且一次性冲洗头口径较小，管壁圆滑，对阴道黏膜损伤小。

第四章

会阴湿热敷术

会阴湿热敷术是应用热原理和药物化学反应，促进血液循环，增强局部粒细胞的吞噬作用和组织活力，使血肿局限，有利于外阴伤口的愈合。常用于会阴部水肿、陈旧性血肿、伤口硬结及早期感染等患者。

一、操作前评估

所有病例无合并骨折、阴道及尿道损伤，无严重皮肤破损。一般用温水清洗、开塞露排便可缓解排尿困难，如果效果不明显予以导尿。

二、操作前准备

治疗车、中单及治疗巾各 1 块、便盆、消毒弯盘 2 个、镊子 2 把、棉垫 1 个、消毒干纱布 2 块、硫酸镁溶液、热水袋、医嘱本、笔。

三、操作过程

（1）备齐物品，携治疗车至床旁。

（2）两种方式核对患者身份，解释并告知操作目的，药物的名称、作用，取得患者配合，协助患者取舒适体位，充分暴露操作部位，注意保护患者隐私和保暖。

（3）再次核对患者信息，反问式询问患者名字，查对患者手腕带。

（4）铺中单及治疗巾，行会阴擦洗，清洁局部。

（5）热敷部位盖上热敷溶液中的湿纱布（拧至半干，以不滴水为宜），再盖上棉垫。

（6）每 3~5 分钟更换热敷一次，亦可将热水袋（40~50℃）放在棉垫外，延长更换敷料时间，一次热敷约 15~30 分钟。

（7）热敷完毕，更换清洁会阴垫，协助患者取舒适体位，整理床单位，再次查看患者腕带。

（8）向患者交待注意事项及可能出现的药物不良反应。

（9）快速手消毒剂消毒手，推车回处置室，整理用物，垃圾分类。

（10）洗手，记录。

四、可能出现的并发症及护理预防措施

（一）烫伤

（1）立刻取下被烫的热源。

（2）拿流动的自来水冲洗，使温度降低，充分冷却。

（3）遵医嘱给予烫伤膏涂抹。

（4）如面积过大予皮肤科就诊。

（二）感染

（1）遵医嘱给予会阴擦洗 2 次/日。

（2）监测体温及血常规情况。

（3）病房开窗通风。

（4）会阴保持清洁、干燥。

五、操作评分标准

项目		评分标准	分值
操作目的 （10分）		热敷促进局部血液循环，增强粒细胞的吞噬作用和组织活力	4分
		有助于局限脓肿，刺激局部组织的生长和修复	3分
		用于会阴水肿、血肿、切口硬结及早期感染的产妇	3分
实施要点（70分）	操作前评估	衣帽整洁、洗手、戴口罩	2分
		了解患者会阴皮肤情况	5分
		注意会阴部卫生，有无留置尿管	3分
	操作要点	核对医嘱、洗手、戴口罩、核对患者，环境温度、光线适宜，注意保护患者隐私和保暖	5分
		铺橡胶单及治疗巾，行会阴擦洗，清洁局部	10分
		会阴擦洗后用纱布擦干会阴，撤出便盆	5分
		热敷部位先涂一薄层凡士林，盖上无菌干纱布，再轻轻敷上热敷溶液中的湿纱布，再盖上棉垫	10分
		每3~5分钟更换热敷一次，亦可将热水袋放在棉垫外，延长更换敷料时间，一次热敷为15~30分钟	5分
		热敷完毕，更换清洁会阴垫并整理床单位	5分
	指导患者	告知会阴湿热敷的目的、方法及配合要点	10分
		指导患者保持会阴清洁、卫生，预防感染	10分
综合评估 （20分）		操作时注意保暖和遮挡	2分
		严格无菌操作	5分
		湿热敷过程中要注意观察会阴切口及会阴肿胀情况，发现异常，应及时告知医生，遵医嘱给予相应处理	5分
		热敷面积应是病损范围的2倍，湿热敷的温度一般为41~48℃或以自我感觉舒适为宜，防止烫伤。湿热敷时间为30分钟	5分
		对休克、虚脱、昏迷及术后感觉不敏感的产妇尤应警惕烫伤	3分
合计		100分	

CMSTP

六、难点及重点

会阴由于与尿道、肛门毗邻，经常受到阴道分泌物、经血、粪便、尿液的刺激，局部潮湿，透气性差，易引发炎症，甚至在炎症刺激下发生溃疡。

七、注意事项

（1）注意为产妇保暖和遮挡，严格控制敷料的温度和时间。

（2）局部消毒，均使用灭菌消毒物品，注意局部卫生。

（3）操作时防止二次损伤，如烫伤，操作时注意病情变化。

（4）注意尽可能使血肿不破裂，防止局部感染。

（5）使损伤部位尽可能痊愈后再出院，以防影响生活质量，如排尿困难、性生活疼痛以及局部不适。会阴湿热敷术是外敷和物理疗法。50%硫酸镁为高渗溶液，Mg^{2+} 和 SO_4^{2-} 均为强极性物质，两者均可利用浓度差吸收组织中的水分，从而达到消肿的目的。Mg^{2+} 能竞争性地抑制 Ca^{2+}，抑制了交感神经递质的释放，使血管平滑肌收缩受阻而改善微循环，使毛细血管扩张，纠正组织的缺血缺氧症状，促进水分吸收，增加新陈代谢和白细胞吞噬功能，从而达到抗感染、消肿的目的。热敷能促进局部血管扩张充血，改善血液循环，还能解除疼痛，减轻深部组织充血，从而达到消炎、消肿、止痛的目的。物理疗法具有显著热效应，其热量使照射部位局部温度升高，引起血管扩张、血流加速、改善局部血供，并增加白细胞吞噬能力，从而促进了局部上皮细胞及组织的代谢，使会阴水肿消退。

第五章

坐　浴

坐浴是借助水温与药液的作用，促进局部血液循环，增强抵抗力，减轻外阴炎症与疼痛，使创面清洁，利于组织修复。常用于各种外阴炎、阴道炎的治疗和外阴及阴道的手术前准备。

一、操作前评估

（1）评估患者的病情、年龄、活动和合作能力、心理状态及需求。

（2）会阴部情况，有无异味、分泌物，皮肤黏膜有无红肿、硬结、破损、肿胀、炎症和切口。

（3）对外阴局部过敏、外阴皮肤萎缩、外阴出现干燥、脱皮屑和瘙痒等情况进行评估。

二、操作前准备

坐浴盆、30cm 高坐浴架、屏风各 1 个，无菌纱布垫 1 块、41 ~ 43℃的坐浴溶液 2000ml、医嘱本、笔。

常用药液：1∶5000 高锰酸钾溶液、1% 乳酸溶液、0.5% 醋酸溶液、2% ~ 4% 碳酸氢钠溶液、中成药液洁尔阴等。以上各种药液根据各种疾病的需要而选择。

三、操作过程

（1）患者自解小便并将外阴及肛门周围擦洗干净。

（2）将坐浴盆置于坐浴架上，盆内放约 1/2 的水，教会患者按比例配制好坐浴溶液。必要时用屏风遮挡，关门窗或到浴室内坐浴。

（3）协助患者下床脱下裤子，采用舒适坐位将全臀和外阴泡于溶液中，持续 20 分钟左右。随时观察患者的情况。

（4）结束后用无菌纱布垫擦干外阴部，协助患者卧床休息。

（5）整理床单位，清理用物，消毒浴盆。

四、可能出现的并发症及护理预防措施

（一）烫伤

（1）立刻用冷水冲洗使温度降低。

（2）立即报告医生，遵医嘱给予相应处理。

（3）遵医嘱给予烫伤药膏涂抹。

（二）感染

（1）遵医嘱给予会阴擦洗 2 次/日。

（2）监测体温及血常规情况。

（3）病房开窗通风。

（4）会阴保持清洁、干燥。

五、操作评分标准

项目	内容和要求	考核及评分标准	分值
操作前准备（25分）	护士准备	着装整洁，修剪指甲	2 分
		洗手、戴口罩	3 分
	用物准备	坐浴盆、30cm 高坐浴架、屏风、无菌纱布垫	10 分
	药液准备	41～43℃的坐浴溶液 2000ml	2 分
		常用药液有 1：5000 高锰酸钾溶液、1% 乳酸溶液、0.5% 醋酸溶液、2%～4% 碳酸氢钠溶液、中成药液洁尔阴等	3 分
		各种药液根据各种疾病的需要而选择	5 分

续表

项目	内容和要求	考核及评分标准	分值
操作方法（60分）	操作前评估	评估患者的病情、年龄、活动和合作能力、心理状态及需求	2分
		评估会阴部情况	2分
		询问药物过敏情况	1分
	解释目的	向患者解释坐浴的目的、适应证	5分
		患者自解小便并将外阴及肛门周围擦洗干净	3分
	环境准备	将坐浴盆置于坐浴架上，盆内放约1/2盆的水	5分
		教会患者按比例配制好坐浴溶液	5分
		必要时用屏风遮挡，关门窗或到浴室内坐浴	7分
	坐浴流程	协助患者下床脱下裤子	5分
		采用舒适坐位，将全臀和外阴泡于药液中，持续20分钟左右	10分
		随时观察患者的情况，结束后用无菌纱布垫擦干外阴部	10分
	整理物品	协助患者整理衣物，整理床单位，清理用物，消毒浴盆	5分
效果评价（15分）	综合评价	动作程序正确	5分
		严格遵循无菌原则	3分
		患者沟通好，体现关爱患者	2分
		用物、污物处理正确	2分
		操作后对患者的指导	3分
总分		100分	

六、注意事项

（1）月经期、阴道流血、产后7天内禁止坐浴以免引起宫腔内感染。

（2）指导患者严格按比例配制坐浴药液，以免浓度过高造成黏膜烧伤，或浓度过低影响治疗效果；药液水温适中，以41～43℃为宜，避免水温过高烫伤皮肤和黏膜。同时注意室温和保暖，防止受凉。

（3）坐浴时必须将臀部与外阴全部浸在药液中。

（4）坐浴水量不宜过多，以免坐浴时外溢。

妇科外阴炎主要由于阴道分泌物增多或平时不注意生理卫生所致，是妇科的常见病、多发病，如不及时治愈，容易影响生活和工作。坐浴是使抗菌药物充分渗入阴道和外阴部的皮肤，有利于充分发挥药效达到根治的目的。

第六章

阴道及宫颈上药

阴道及宫颈上药是一种应用广泛且简单的妇科护理技术操作，治疗阴道及宫颈病变，能够加速创面结痂的形成和脱落，减轻创伤造成的炎性反应，加速脱痂后创面的更新与修复，明显缩短治愈时间，又可减少并发症。常用于阴道炎，宫颈炎或手术后阴道残端炎症的治疗。

一、操作前评估

（1）患者对阴道及宫颈上药的认知水平、自理能力、合作程度，及对操作的心理准备。

（2）外阴情况　评估阴道及宫颈分泌物量、性状、气味等。

二、操作前准备

治疗车、治疗巾1块、手消液、药物、碘伏棉球、无菌干棉球、一次性手套、一次性窥器、医嘱本、笔。

三、操作过程

（1）衣帽整洁，洗手，戴口罩。

（2）核对解释　携用物至床旁，核对患者，同时说明目的及操作过程，给予遮挡保护患者隐私和保暖，以解除患者的思想顾虑，取得配合。

（3）协助患者取膀胱截石位。

（4）阴道准备　消毒外阴及阴道，用一次性窥器暴露阴道及宫颈，以棉签擦拭干净分泌物及冲洗液。

（5）上药　根据药物的不同剂型，分别采用下述方法进行阴道及宫颈上药。

①涂擦法：用长棉签蘸取药液，均匀涂布于子宫颈或阴道病变处。如为腐蚀性药物，应注意保护正常组织。

②喷洒法：药粉可用喷粉器喷洒；或撒于带线大棉球，暴露宫颈后即将棉球塞于子宫颈部，然后再退出一次性窥器，线尾留在阴道外，嘱咐患者于 12～24 小时后将棉球取出。

③纳入法：凡栓剂、片剂、丸剂可由操作者戴上无菌手套后直接放入后穹窿或紧贴宫颈；也可以用一次性窥器暴露宫颈后，用长镊子或卵圆钳夹药片后放入；或者用带线大棉球将药片顶于子宫颈部，线尾留在阴道口外，嘱咐患者 12～24 小时后取出棉球。

有些药片可教会患者自己放入，方法是：临睡前洗净双手，分开阴唇，用示指及中指夹住药片沿阴道后壁推至深处。

（6）整理　协助患者穿上裤子，整理床单位，向患者交待注意事项。

（7）快速手消毒剂消毒手，推车回处置室，整理用物，垃圾分类。

（8）洗手，记录。

四、操作评分标准

项目	内容要求	评分标准	分值
操作前准备（10分）	护士准备	着装整洁、修剪指甲、洗手、戴口罩	2分
	用物准备	治疗车、治疗巾1块、手消液、药物、碘伏棉球、无菌干棉球、一次性手套、一次性窥器、医嘱本、笔	3分
	操作目的	说明目的及操作过程，适当遮蔽患者，以解除患者的思想顾虑，取得配合	2分

续表

项目	内容要求	评分标准	分值
	操作评估	对阴道及宫颈上药的认知、自理能力、合作程度、心理准备、评估外阴情况	2分
	体位摆放	协助患者取膀胱截石位	1分
操作方法与程序（70分）	核对解释	携用物至病床旁，再次查对医嘱、药液标签，检查药液质量符合要求	10分
		实施二人查对	10分
	操作要点	消毒外阴及阴道，用一次性窥器暴露阴道及宫颈，棉签擦拭干净分泌物及冲洗液	5分
		上药　根据药物的不同剂型，分别采用下述方法进行阴道及宫颈上药	5分
		涂擦法　长棉签蘸取药液，均匀涂布于子宫颈或阴道病变处。如为腐蚀性药物，应注意保护正常组织	10分
		喷洒法　药粉可用喷粉器喷洒；或撒于带线大棉球，暴露宫颈后即将棉球塞于子宫颈部，然后再退出一次性窥器，线尾留在阴道外，嘱咐患者于12～24小时后将棉球取出	10分
		纳入法　凡栓剂、片剂、丸剂可由操作者戴上无菌手套后直接放入后穹窿或紧贴宫颈；也可以用一次性窥器暴露宫颈后，用长镊子或卵圆钳夹药片后放入；或者用带线大棉球将药片顶于子宫颈部，线尾留在阴道口外，嘱咐患者12～24小时后取出棉球	10分
	解释	协助患者穿上裤子，整理床单位，向患者交待注意事项。告知方法及配合要点；并嘱其患者保持会阴清洁、卫生，预防感染	10分

续表

项目	内容要求	评分标准	分值
效果评价（20分）	综合评价	操作时注意保暖和遮挡	5分
		嘱患者给药后静卧0.5小时。如发现异常，应及时告知医生，遵医嘱给予相应处理	5分
		整理用物，垃圾分类。操作完毕，洗手，摘口罩，记录	10分
	总分	100分	

五、难点及重点

　　严格按医生要求正确用药，平时要注意个人卫生，要穿棉质内裤，外阴用具专人专用，勤换内裤，用过的内裤、盆、毛巾等应用开水烫洗、煮沸、消毒，并在阳光下晒干，治疗期间禁止性生活，丈夫也需要做相应的治疗。月经期间要用温水清洗外阴，勤换卫生巾及内裤，预防感染加重。尽量避免应用抗生素、雌激素或类固醇激素、穿紧身化纤内裤等。加强营养，锻炼身体，提高机体的免疫力，减少条件致病菌的发病机会。

六、注意事项

　　（1）凡月经期或阴道出血时停止上药。

　　（2）上药期间禁止性生活。

　　（3）未婚患者可用棉签涂抹，棉花务必捻紧，以防脱落遗留于阴道内。

　　（4）对于腐蚀性药物，只涂于宫颈病灶局部，不得涂于病灶以外的正常宫颈、阴道组织，以免造成不必要的损伤。

　　（5）在晚间睡前上药，可延长药物作用时间，提高疗效。

　　（6）用药期间使用卫生巾可保持内裤清洁。

第七章

生殖道细胞学检查

女性生殖道细胞通常指阴道、宫颈管、子宫及输卵管的上皮细胞。临床上常通过检查生殖道脱落上皮细胞反映其生理及病理变化。生殖道脱落上皮细胞包括阴道上段、宫颈阴道部、子宫、输卵管及腹腔的上皮细胞，其中以阴道上段、宫颈阴道部的上皮细胞为主。生殖道上皮细胞受卵巢激素的影响出现周期性变化，妊娠期亦有变化，因此，检查生殖道脱落细胞既可反映体内性激素水平，又可协助诊断生殖道不同部位的恶性肿瘤及观察其治疗效果，是一种简便、经济、实用的辅助诊断方法。但生殖道脱落细胞学检查找到恶性细胞也只能作为初步筛选，不能定位，需要进一步检查才能确诊；而未找到恶性细胞，也不能完全排除恶性肿瘤可能，需结合其他检查综合考虑。

一、适应证及禁忌证

（一）适应证

（1）不明原因闭经。

（2）功能失调性子宫出血。

（3）流产。

（4）生殖道感染性疾病。

（5）妇科肿瘤的筛查 宫颈细胞学检查是宫颈（CIN）及早期宫颈癌筛查的基本方法，建议应在性生活开始3年后，或有性生活

21～29 岁以后开始行宫颈细胞学检查，并结合 HPV、DNA 检测。

（二）禁忌证

（1）生殖器急性炎症。

（2）月经期。

二、检查前评估

（1）评估护理对象心理状况，与其沟通，告知检查的目的、方法、注意事项及检查过程中可能出现的不适，取得配合。

（2）评估护理对象的检查时间，检查前 24 小时禁止性生活、阴道检查、阴道灌洗上药。

三、检查前准备

（1）留取标本的用具必须无菌、干燥。

（2）用物准备　阴道窥器 1 个、宫颈刮匙（木制小刮板）2 个或细胞刷 1 个、载玻片若干张、不同型号塑料管、0.9% 氯化钠注射液、无菌干燥棉签及棉球、装有固定液（95% 乙醇）标本瓶 1 个或新柏氏液（细胞保存液）1 瓶。

四、检查中配合

（1）体位　协助护理对象取膀胱截石位。

（2）涂片种类及采集方法

①阴道涂片：主要目的是了解卵巢或胎盘功能，检测下生殖道感染的病原体。

已婚者一般用木制小刮板在阴道侧壁 1/3 处轻轻刮取；无性生活妇女应签署知情同意书后，用浸湿的棉签伸入阴道，紧贴阴道壁卷取，薄而均匀地涂于载玻片上，将其置于 95% 乙醇中固定。

②宫颈刮片：是筛查早期子宫颈癌的重要方法。

应在宫颈外口鳞 - 柱状上皮交界处，用木制刮板以宫颈外口为圆心，轻刮一周，均匀涂于载玻片上，避免损伤组织引起出血而影响检查结果。若受检者白带过多，应先用无菌干棉球轻轻擦净黏液，再刮取标本。

③宫颈管涂片：用于筛查宫颈管病变。

先将宫颈表面分泌物拭净，用小型木制刮板进入宫颈管内，轻轻刮取一周作涂片。目前临床多采用"细胞刷"刮取宫颈管上皮，将"细胞刷"置于宫颈管内，达宫颈外口上方 10mm 左右，在宫颈管内旋转 360°后取出，旋转"细胞刷"将附着于小刷上的标本均匀地涂于载玻片上或迅速置于细胞保存液中。

④取脱落细胞标本时动作应轻、稳、准，避免损伤组织引起出血。若阴道分泌物过多，应先用无菌干棉球轻轻擦拭后再取标本。

⑤涂片必须均匀地向一个方向涂抹，禁忌来回涂抹，以免破坏细胞。

五、检查后护理要点

（1）评估检查后阴道流血情况，询问有无其他不适，发现异常及时通知医生。

（2）作好载玻片标记，标本应立即放入装有 95% 乙醇固定液标本瓶中固定并及时送检。

（3）向护理对象说明生殖道脱落细胞检查结果的临床意义，嘱其及时将病理报告结果反馈给医生，以免延误诊治。

六、结果评定及临床意义

（一）正常女性生殖道脱落细胞的种类

（1）鳞状上皮细胞　阴道与宫颈阴道部被覆的鳞状上皮相仿，均为非角化性分层鳞状上皮。上皮细胞分为底层、中层和表层，其生长受成熟受体内雌激素水平影响。细胞由底层向表层逐渐成熟，各层细胞的比例随月经周期中雌激素的变化而变化。

（2）柱状上皮细胞　分为宫颈黏膜细胞和子宫内膜细胞两种，在宫颈刮片及宫颈管涂片中均可见到。宫颈黏液细胞呈高柱状或立方状，核在底部，呈圆形或卵圆形，染色质分布均匀，细胞质内有空泡，易分解而留下裸核。子宫内膜细胞为低柱状，核圆形，核大小、形状一致，多成堆出现，细胞质少，边界不清。

（3）非上皮成分　不属于生殖道上皮细胞，如吞噬细胞、白细胞、红细胞等。

（二）生殖道脱落细胞在妇科疾病诊断方面的应用

生殖道脱落细胞涂片有助于对闭经、功能失调性子宫出血、流产及生殖道感染性疾病等的诊断。根据细胞有无周期性变化、MI 结果和 E1 数值推断闭经病变部位、功能失调性子宫出血类型以及流产治疗评价；可根据细胞的形态特征推断生殖道感染的病原体种类，如 HPV 感染可见典型的挖空细胞。

（三）生殖道脱落细胞在妇科肿瘤诊断方面的应用

癌细胞主要表现在细胞核、细胞形态以及细胞间关系的改变。癌细胞的细胞核增大、深染及核分裂异常等；细胞形态大小不等、形态各异、排列紊乱等。生殖道脱落细胞学诊断的报告方式有两种：一种是分级诊断，以往我国多用分级诊断，应用巴氏 5 级分类法；另一种是描述性诊断采用 TBS 分类法目前正在我国推广使用。

（1）巴氏 5 级分类法

①巴氏 1 级：未见不典型或异常细胞，为正常阴道细胞涂片。

②巴氏 2 级：发现不典型细胞，但无恶性特征细胞，属良性改变或炎症。

③巴氏 3 级：发现可疑恶性细胞，为可疑癌。

④巴氏 4 级：发现不典型癌细胞，待证实，为高度可疑癌。

⑤巴氏 5 级：发现多量典型的癌细胞。

巴氏分级法存在以级别表示细胞改变的程度，容易造成假象、对癌前病变缺乏客观标准及不能与组织病理学诊断名词相对应等缺点。

（2）TBS分类法及其描述性诊断内容　TBS分类法包括标本满意度的评估和对细胞形态特征的描述性诊断。对细胞形态特征的描述性诊断内容包括以下几点。

①良性细胞学改变：包括感染及反应性细胞学改变。

②鳞状上皮细胞异常：包括未明确诊断意义的不典型鳞状上皮细胞、鳞状上皮细胞内病变（分低度、高度）和鳞状细胞癌。

③腺上皮细胞异常：包括不典型腺上皮细胞、腺原位癌和腺癌。

④其他恶性肿瘤细胞。

第八章

宫颈活组织检查

第一节　局部活组织检查

宫颈活体组织检查简称宫颈活检，常用检查方法有局部活组织检查和诊断性宫颈锥形切除术。取材方法是自宫颈病变部位或可疑部位取小部分组织进行病理检查，绝大多数活检可作为诊断依据；而阴道镜下宫颈活检术是对女性患者宫颈疾病的一种检查方法。

一、适应证及禁忌证

（一）适应证

（1）宫颈脱落细胞学图片检查巴氏Ⅲ级或Ⅲ级以上者；宫颈脱落细胞学涂片检查巴氏Ⅱ级经反复治疗无效者。

（2）TBS分类鳞状上皮细胞异常，低度鳞状上皮病变及以上者。

（3）阴道镜检查反复出现可疑阳性或阳性者。

（4）可疑为宫颈恶性病变或宫颈特异性感染，需进一步明确诊断者。

（二）禁忌证

（1）生殖道患有急性或亚急性炎症者。

（2）妊娠期、月经期或有不规则子宫出血者。

（3）患血液病有出血倾向者。

二、检查前评估

（1）评估患者心理状况，与患者沟通，告知检查的目的、方法、注意事项及检查过程中可能出现的不适，取得患者配合。

（2）评估患者生命体征并询问病史，患有阴道炎者应治愈后再取活检。

三、检查前准备

阴道窥器 1 个、宫颈钳 1 把、宫颈活检钳 1 把、长镊子 2 把、纱布卷 1 个、洞巾 1 块、棉球及棉签若干、手套 1 副、复方碘溶液、装有固定液的标本瓶及消毒液。

四、检查中护理配合

（1）在检查过程中对待患者态度亲和，嘱患者排空膀胱，协助其上检查床并在臀部下方垫好一次性检查垫，帮助患者取膀胱截石位，嘱其双腿尽可能向两侧分开，常规消毒外阴，铺无菌洞巾。

（2）患者处于陌生环境及对检查部位的特殊性和对检查结果的担心，会导致生理上的不适及心理上的压力，患者容易产生焦虑和恐惧等不良情绪，应采取针对性的心理护理。

（3）检查时护理人员应站在患者身旁，嘱患者通过深呼吸放松，给予一定的安慰及关怀，主动与患者沟通交流，转移患者注意力，或可通过握着患者手部，抚触患者肩部，给予其足够的心理支持，使患者身体足够放松，从而提高患者的依从性，更好地完成检查。

（4）检查过程中应给予患者足够的尊重，保护其隐私，做好保温措施。

（5）患者担心检查时会疼痛，护理人员可告知由于宫颈缺乏敏感度低，对切割等不敏感，在宫颈上取组织过程中痛感不明显，在可忍受范围内。

（6）放置窥器时，动作要轻柔，切忌动作粗暴。

（7）对阴道镜检查的步骤做到熟练掌握，准确无误地传递每一步所需的器械及物品，确保检查过程的顺利，密切观察患者的反应，对异常情况做到早发现、早处理。

（8）当医生放置阴道窥器，充分暴露宫颈后，协助医生用干棉球擦净宫颈表面黏液，局部消毒。

（9）协助医生在宫颈外口鳞-柱交界处或特殊病变处，持宫颈活检钳取适当大小的组织。临床明确为宫颈癌，只为确定病理类型或浸润程度者可以行单点取材；可疑宫颈癌者，应按时钟位置于3点、6点、9点、12点4处钳取组织，为提高取材准确性，在阴道镜引导下取材，或在宫颈、阴道周围涂复方碘液，选择不着色区域取材。

①当手术结束时协助医生以棉球或纱布卷，给予局部压迫止血。

②将取出的组织分别放在标本瓶内，并做好取材部位标记及患者姓名登记，及时送检。

③在手术过程中应及时为医生传递所需物品，观察患者反应，给予心理上的支持。

④检查结束后为防止出血给予填塞明胶海绵和有带线大棉球一个，棉球于24小时内取出，擦净患者外阴部。

五、检查后护理配合

（1）检查结束后询问患者有无不适，如有不适主诉及时予以解决。

（2）协助患者穿衣、下检查床，告知患者检查结果，将患者安置在观察室，观察腹痛及阴道流血情况。

（3）阴道的填塞物（棉球或纱布卷）12小时后可自行取出，若出现大量阴道流血，应及时就诊，回家后注意适当休息，饮食忌辛辣刺激食物，避免剧烈运动，保持会阴部清洁、干燥，以防感染。

（4）检查后一个月内禁止性生活、盆浴、游泳及阴道冲洗等，防止阴道感染。提醒患者按要求取病理报告单并及时复诊。

舒适的护理可使患者在心理、生理、社会交往等方面更加愉快，降低其不愉快的目的是使患者身心均处于最佳状态，可以更好地配合检查。

第二节　诊断性宫颈锥形切除术

诊断性宫颈锥形切除术是对子宫颈活检诊断不足或有怀疑时实施的补充诊断手段，不是子宫颈癌及其癌前病变诊断的必需步骤。

一、适应证及禁忌证

（一）适应证

（1）子宫颈活检为低度鳞状上皮内病变（LSIL）及以下，为排除 HSIL，如细胞学检查为高度鳞状上皮内病变（HSIL）及以上、HPV16 和（或）HPV18 阳性等。

（2）子宫颈活检为 HSIL，而临床为可疑浸润癌，为明确病变累及程度及决定手术范围者。

（3）子宫颈活检诊断为原位腺癌。

（二）禁忌证

（1）急性或亚急性生殖器炎症或盆腔炎疾病者。

（2）妊娠期、月经期或有不规则子宫出血者。

（3）患血液病有出血倾向者。

二、物品的准备

无菌导尿包1个、阴道窥器1个、宫颈钳1把、宫颈扩张器4号和7号各1个、子宫探针1个、长镊子2把、尖手术刀1把（或高频电切仪1台、环形电刀1把、等离子凝切刀1把、电切球1

个）、刮匙 1 把、肠线、持针器 1 把、圆针 1 枚、洞巾 1 块、棉球及棉签若干、无菌手套 1 副、复方碘溶液、标本瓶 1 个及消毒液。

三、宫颈锥形切除术前评估

（1）评估患者心理状况，与患者沟通，告知手术的目的、方法、注意事项及手术过程中可能出现的不适，取得患者的配合。

（2）评估患者手术时间，治疗者应在月经干净后 3~7 天内进行。

四、宫颈锥形切除术方法

（1）受检者麻醉下，取膀胱截石位，外阴、阴道消毒，铺无菌巾。

（2）导尿后，用阴道窥阴器暴露子宫颈并消毒阴道、子宫颈及子宫颈外口。

（3）以宫颈钳夹子宫颈前唇向外牵引，子宫颈涂复方碘溶液，行冷刀锥切术，在碘不着色区外 0.5cm 处，以尖刀在子宫颈表面做深约 0.2cm 锥形切口，包括子宫颈上皮及皮下组织，按 30°~50°向内作子宫颈锥形切除，根据病变深度和组织学类型，切除子宫颈管深度可达 1~2.5cm。

（4）于切除标本的 12 点处做一标志，以 4% 甲醛溶液固定，送病理检查。

（5）创面止血用无菌纱布压迫多可奏效。若有动脉出血，可用可吸收线缝扎止血，也可加用局部止血法，或加用吸收性明胶海绵或止血粉止血。

（6）将要行子宫切除（子宫切除手术最好在锥切术后 48 小时内进行）的冷刀锥切者，可行宫颈前后唇相对缝合封闭创面止血；若不能在短期内行子宫切除或无需做进一步手术者，则应行宫颈成形缝合术或荷包缝合术，术毕探查宫颈管。

五、宫颈锥形切除术中护理配合

（1）在检查过程中对待患者态度亲和，协助患者上检查床并在臀部下方垫好一次性检查垫，帮助患者取截石位。

（2）患者处于陌生环境及对检查部位的特殊性和对检查结果的担心，会导致生理上的不适及心理上的压力，容易产生焦虑和恐惧等不良情绪，应采取针对性的心理护理。

（3）检查时护理人员应站在患者身旁，嘱患者通过深呼吸放松，给予一定的安慰及关怀，主动与患者沟通交流，转移患者注意力，或可通过握着患者手部，抚触患者肩部，给予其足够的心理支持，使患者身体足够放松，从而提高患者的依从性，更好地完成检查。

（4）检查过程中应给予患者足够的尊重，保护其隐私，做好保温措施。

（5）患者担心检查时会疼痛，护理人员可告知由于宫颈缺乏敏感度低，对切割等不敏感，在宫颈上取组织过程中痛感不明显，在可忍受范围内。

（6）放置窥器时，动作要轻柔，切忌动作粗暴。

（7）对宫颈锥形切除术的步骤做到熟练掌握，准确无误地传递每一步所需的器械及物品，确保检查过程的顺利，密切观察患者的反应，对异常情况做到早发现、早处理。

（8）若检查过程中出血较多，用无菌纱布填塞阴道，标本采集完后用甲醛液固定好，并做好取材部位标记及患者姓名登记，及时送检。

（9）检查结束后为防止出血给予填塞明胶海绵和有带大棉球一个，棉球于 24 小时内取出，擦净患者外阴部。

六、宫颈锥形切除术后护理要点

（1）评估患者阴道出血情况、有无头晕及血压下降等出血反应。嘱患者注意观察阴道流血情况，若出血多及时就诊。

（2）术后保持会阴部清洁，抗生素预防感染。

（3）告知患者术后休息 3 天，2 个月内禁止性生活及盆浴。

（4）提醒患者 6 周后门诊复查，探查宫颈管有无狭窄。

第三节　宫颈 LEEP 术

高频电刀（LEEP）是利用电极尖端产生的高频电磁波在接触身体后，人体组织自身产生阻抗，产生高热效应，使得糜烂面发生凝固、变性、坏死、溶解和脱落，也是利用高热使得细胞内的水分形成蒸汽波来达到切割、止血的效果。治疗后宫颈上皮愈合快，并能复原宫颈的解剖外形，尤其适合宫颈赘生物及病变部位较深的患者，还可以连续切除病灶，如宫颈鳞柱交界处，有效预防宫颈癌。它还可提供连续完整的标本送病理，减少早期宫颈癌的漏诊率。

一、宫颈 LEEP 术适应证及禁忌证

（一）适应证

（1）通过宫颈涂片检查，发现患者可能是宫颈上皮内瘤样病变（CIN），特别是上皮内瘤样病变二期或者三期的患者。

（2）长期久治不愈的慢性宫颈炎患者。

（3）症状比较明显的宫颈外翻患者。

（4）宫颈管内出现大量赘生物的患者，所谓的赘生物指的是多个宫颈息肉。

（5）宫颈尖锐湿疣、子宫肌瘤及其宫颈癌的患者。

（二）禁忌证

（1）宫颈、急性生殖道炎症。

（2）性传播疾病。

（3）宫颈浸润癌。

（4）生殖道畸形。

（5）血液系统疾病并有出血倾向者。

二、手术方法

在患者月经干净后 3～7 天，取膀胱截石位，在一大腿内侧

肌肉丰厚处敷负极板贴，接着进行常规消毒并铺无菌巾，进而使用窥阴器将宫颈暴露出来，再次对宫颈进行消毒，并将其分泌物用干棉球擦拭干净。

在选用合适电极的 LEEP 后，以宫颈外口为中心由内向外将病变组织切除。应注意切除的深度应根据宫颈肥大或糜烂的程度而定，向内只需将移行带区切除，但向外切除时应超过病变边缘的 2 ~ 3mm。在病变组织切除后，应将切割线边缘用电凝棒熨平并进行止血。在宫颈低分级癌前病变手术结束后，应将切除的病变组织全部送病理检查。

三、手术配合与护理

（一）术前护理

在术前应对患者进行针对性治疗以及手术操作的各项健康细节教育，因为疾病会对患者心理造成一定影响，恐惧、抑郁、紧张在所难免。这时，护理人员应积极向患者讲解 LEEP 治疗宫颈低分级癌前病变的效果、手术过程及注意事项等，并及时解答患者及其家属的各种疑虑，同时进行针对性的心理疏导，以有效消除患者对于手术治疗的恐惧与焦虑感，促使患者能够积极配合治疗。此外，在手术前，护理人员应协助患者做好手术所需的血常规、白带常规及出、凝血时间等相关检查，并在患者月经干净后，告知患者及时冲洗阴道，以预防术后发生感染或出血症状。

（二）术中配合

在患者进入到手术室后，往往会表现出恐惧感，且精神处于高度紧张的状态，在此时，要求护理人员应通过语言沟通安抚患者，给予足够的关心与安慰，充分减轻或对患者的紧张、不良情绪进行消除等。常规消毒，铺巾，行屏风遮挡后，使患者呈膀胱截石位，将患者头偏向一侧，在患者一侧臀下将 LEEP 负极板贴安置好，按顺序将仪器连接好。按照患者病情及病变位置、性质、范围等选取电极，将凝结、切割功率调好。术中护理人员应做好排烟工作，以免电切产生的烟雾使手术医生吸入过多废气及刺鼻气味，阻碍医生术野，导致周围组织受损。手术期间，护理人员应密切监测患者生命体征，包括心率、脉搏及不良反应等，主动关心患者的心理感受，一旦发现患者出现异常，应立即通知医生采取对症治疗。期间，护理人员应尽量转移患者注意力，叮嘱患者保持深呼吸并使其放松全身肌肉等。若手术时间为冬天，还应做好保暖工作，及时调整好手术室温度，避免患者着凉。

（三）术后护理

（1）术后应取出塞于切口的纱布，并叮嘱患者每周复诊1次，持续4周。

（2）应注意术后3~4周内禁止剧烈运动，1周内禁房事及盆浴，至宫颈彻底恢复为止。由于继发性的宫颈出血是宫颈手术当中的一种主要、易发的并发症状，护理人员应将患者阴道分泌物、出血等情况做好详细记录，并告知患者确保外阴洁净。

（3）手术后12周，若患者未有任何异常出现，护理人员应告知患者进行详细的妇科检查，以及时掌握宫颈修复情况。

（4）应叮嘱患者禁食辛辣、刺激性食物，多食用富含维生素及蛋白质的食物，以免便秘。

（四）并发症护理

术后护理人员应密切监测患者各项生命体征，并叮嘱患者术后擦洗外阴部，2次/天，共擦洗7天。若患者出血，则可行压迫止血，填塞用纱布包好的棉球，并1天内取出。期间应密切监测出血量，一旦发生大出血应立即告知医生。患者出院前，应叮嘱患者回家后密切关注自身情况，一旦出现下腹疼痛、发烧等情况，应立即回院复查，并叮嘱患者每日清洗外阴部，每晚于阴道放置1粒鱼腥草素钠栓，以加快宫颈再生。若患者出现宫颈管狭窄，应查明原因并对症处理。

第九章

常用穿刺检查术

第一节　经腹壁腹腔穿刺术

妇产科病变主要位于盆腔及下腹，可通过经腹壁腹腔穿刺术抽出腹腔液体或组织，经过相关检查，达到诊断及治疗的目的。仔细观察抽出液体的颜色、浓度及黏稠度后，根据病史决定送检项目，包括常规化验检查、细胞学检查、细菌培养及药敏试验等，以明确盆、腹腔积液的性质或查找肿瘤细胞。经腹壁腹腔穿刺术还可以用于人工气腹、腹腔积液放液及腹腔化疗等。

一、适应证

（1）协助诊断腹腔积液的性质。

（2）鉴别贴近腹壁的盆腔及下腹部肿物性质。

（3）穿刺放出部分腹腔积液，降低腹压，减轻腹胀，暂时缓解患者呼吸困难等症状，使腹壁松软易于做腹部及盆腔检查。

（4）穿刺注入抗癌药物进行腹腔化疗。

（5）穿刺注入二氧化碳进行气腹造影，使盆腔器官清晰显影。

二、禁忌证

（1）疑似腹腔内的器官有严重粘连时，特别是晚期的卵巢癌发生盆腹腔广泛转移致肠梗阻的患者。

（2）疑有巨大卵巢囊肿的患者。

（3）大量腹腔积液伴有严重电解质紊乱者。

（4）妊娠中、晚期的孕妇。

（5）有弥散性血管内凝血者。

（6）精神异常或不能配合者。

三、操作方法

（1）经腹超声引导下穿刺，首先膀胱在充盈状态，确定肿块位置后排空膀胱，进行穿刺。若是经阴道超声引导下穿刺，术前应排空膀胱。

（2）腹腔积液较多及囊内穿刺时，患者取仰卧位；积液较少时，取半卧位或斜侧卧位。

（3）穿刺点一般选择在脐与左髂前上棘连线中外 1/3 交界处；囊内穿刺点应选在囊性明显部位。

（4）常规消毒穿刺区域皮肤，铺无菌巾，操作者戴无菌手套。

（5）穿刺一般无需麻醉，对于精神高度紧张者，可用 0.5% 利多卡因进行局部麻醉。

（6）将 7 号穿刺针从选定点垂直刺入腹腔，穿透腹膜时针头阻力消失。助手用止血钳协助固定针头，操作者拔出针芯，见有液体流出，用注射器抽出适量液体送检。细胞学检验需 100～200ml 腹腔积液，其他检查需 10～20ml。若需释放腹腔积液，则将导管连接穿刺针，导管另一端连接引流器。根据患者病情等确定释放液体的量及留置引流管的时间。

（7）细针穿刺活检，常用特定的穿刺针，在超声引导下穿入肿块组织，抽取少量组织送检。

（8）操作结束，拔出穿刺针。局部消毒后覆盖无菌纱布，并加以固定。

四、检查前护理

（1）注意观察患者心理状态，鼓励患者，缓解患者焦虑、紧张、恐惧情绪 。

（2）通过与患者的沟通，了解患者对疾病的了解程度，向患者讲解腹腔穿刺的目的、方法、注意事项及检查过程和过程中的配合要点。

（3）测量患者生命体征，测量腹围，检查腹部体征，询问既往史，排除禁忌证。

五、检查中护理

（1）经腹 B 超引导穿刺时，膀胱需充盈；经阴道 B 超引导穿刺时，需嘱患者排空膀胱。

（2）根据腹腔积液量的多少协助患者摆好体位，准备所需用物。若腹腔积液较多穿刺时，患者取仰卧位；若腹腔积液较少，患者可取半卧位或侧卧位。

（3）协助检查医生为患者进行穿刺皮肤的消毒，铺好无菌洞巾，注意无菌操作，以免腹腔感染。

（4）通常穿刺无需麻醉，若患者精神过度紧张，可用2%利多卡因予以局部麻醉，协助医生准备注射器及麻醉药品。

（5）行穿刺时准备注射器及引流袋。

（6）操作结束后拔出穿刺针，再次消毒，用无菌纱布覆盖并加以固定。若穿刺点有腹水渗出可稍加压。

（7）注意引流速度不宜过快，每小时放液量不应超过1000ml，一次放液量不应超过4000ml；放液过程中严密观察患者生命体征，若患者出现休克症状，应立即停止放液并予以处理。放液过程中逐渐束紧腹带或腹部加压沙袋，以防腹压骤降，内脏血管扩张而引起休克。

六、检查后护理

（1）及时了解患者心理状况，做好心理护理。

（2）术后嘱患者卧床 8～12 小时，必要时给予抗生素预防感染。

（3）观察患者生命体征、腹围、腹水性状及引流量并记录。

（4）观察患者引流管是否通畅。

（5）因气腹造影而行穿刺者，X 线摄片完毕需将气体排出。

第二节　阴道后穹窿穿刺术

阴道后穹窿穿刺术是妇科临床常用的一种操作简单而重要的诊断手段之一。阴道后穹窿即子宫直肠陷凹为腹腔最低部位，在不同的疾病时可发生积血或积脓等，若妇科急诊在疑有盆腔积血、积液、积脓时，可作后穹窿穿刺抽液检查，以明确腹腔中或子宫直肠陷凹有无积液，并确定积液的性质，达到进一步诊断、治疗的目的。

一、适应证

（1）凡经妇科双合诊检查，子宫直肠陷凹饱满、触痛、宫颈举痛疑宫外孕积血或盆腔积脓时，应做后穹窿穿刺抽出液体进行检查确诊。

（2）附件肿块疑卵巢恶性肿瘤时，有腹水则抽液查癌细胞，无腹水则可注入 200ml 左右 0.9% 氯化钠注射液，左右侧卧再回抽液体行细胞学检查。

（3）如果分娩过程发现卵巢液性囊肿，内无乳头及实性区域，而肿物盆腔嵌顿阻碍分娩，可做后穹窿穿刺排液，以利胎儿娩出。如果囊肿内有乳头或囊实性区怀疑恶性肿瘤者禁忌穿刺，以免癌细胞扩散。

（4）B 超引导下经阴道后穹窿穿刺取卵，用于各种辅助生殖技术。

二、禁忌证

（1）盆腔严重粘连，粘连肿块占直肠子宫陷凹部位者。

（2）疑有子宫后壁和肠管粘连者。

（3）高度怀疑恶性肿瘤者。

（4）因手术瘢痕，后穹窿消失，穿刺操作困难者。

（5）严重的阴道炎患者。

三、操作方法

（1）取膀胱截石位，常规消毒外阴阴道，窥器暴露子宫颈及后穹窿。

（2）取无齿钳夹子宫颈后唇并向前上方牵拉，暴露后穹窿。用0.5%碘伏棉球重新消毒后穹窿阴道壁。

（3）用10ml空针接上17号或18号长针头，在后穹窿中央刺入（前后牵拉宫颈后唇，可辨别子宫直肠窝陷凹之部位），进入穹窿2～3cm呈空虚感时抽吸空针。如无液体抽出，则适当改变穿刺方向或深浅度。抽出液体后，拔出针头。将抽出液体进行观察，必要时镜检、培养。

（4）如无腹腔液行盆腔细胞学检查，可向盆腔注入0.9%氯化钠注射液200ml，稍微左右侧卧后抽出注射液进行分离，取沉渣界面做细胞学检查。

（5）若为肿瘤抽液，用套管穿刺针经后穹窿直接向肿瘤穿刺，进入肿瘤后，再抽出针芯，接上注射空针抽完囊液。然后放入针芯，一并拔出针套。穿刺点有出血纱布压迫止血。

四、检查前护理

（1）评估患者心理状况，鼓励患者，耐心倾听患者主诉，了解患者内心活动，予以针对性心理护理，缓解患者紧张、恐惧情绪。

（2）评估患者月经史、生育史及手术史，告知患者穿刺的目的、方法、注意事项及检查过程中可能出现的不适，从而取得患者的配合，顺利完成检查。

（3）观察患者生命体征，对疑似有盆腹腔内出血的患者做好急救的准备。

五、检查中护理

（1）患者排空膀胱后取膀胱截石位，调整好检查光源，准备所需用物，常规消毒会阴、阴道，铺无菌洞巾。

（2）当医生用宫颈钳夹宫颈后唇并向前提拉，充分暴露阴道后穹隆后，再次消毒。穿刺时嘱患者放松，禁止移动身体，避免伤及子宫和直肠。

（3）若检查结束拔出穿刺针，而针眼处有活动性出血，用无菌棉球压迫穿刺点片刻，协助医生及时将标本送检，止血后取出阴道窥器。

六、检查后护理

（1）观察患者的意识状况及生命体征并做好记录，按等级巡视病房，主动与患者沟通，倾听患者主诉，并予以解决。

（2）观察患者阴道流血情况，嘱其可半卧位休息，保持外阴部清洁，防止感染。

（3）抽出液体应注明标记及时送检，做常规检查或细胞学检查，脓性液体应行细菌培养和药物敏感试验；抽出液若为血液，应放置 5 分钟观察是否凝固，出现凝固为血管内血液；或将血液滴在纱布上观察，出现血晕则为血管内血液；若放置 6 分钟不凝，可诊断为腹腔内出血。

（4）为需急诊手术的患者立即做术前准备，建立静脉通道，监测生命体征，观察尿量。

第三节　经腹壁羊膜腔穿刺术

经腹壁羊膜腔穿刺术是指中晚期妊娠阶段，在无菌条件下用穿刺针经腹壁、子宫肌壁进入羊膜腔抽取羊水，从而获得胎儿脱落细胞、渗出液、尿液或分泌物样本的方法，通过抽取的羊水样本进行各种染色体、生化、分子和微生物的研究。临床上，进行羊膜腔穿刺术最常见的原因是染色体异常、单基因异常、胎儿感染和羊膜腔内炎症的产前诊断以及评估胎儿成熟度及胎盘功能，也是胎儿先天性疾病的产前诊断及中期妊娠引产的主要手段。但它毕竟是一种侵入性的操作，故提高穿刺技术，做好术前护理、术中配合、术后护理，减少如孕妇流产、死胎、胎盘出血、羊膜腔感染、腹壁血肿和胎儿病变等并发症的发生尤为重要，从而保障母婴安全。羊膜腔穿刺术的手术时机为妊娠 16 ~ 22 周，此时羊水相对较多，且羊水中活细胞的比例较大（20%），相对安全，同时有利于细胞培养及染色体分析。

一、适应证

（一）产前诊断

（1）染色体、基因遗传病及先天性代谢异常的产前诊断。

（2）孕早期应用可能致畸药物或接触大量放射线以及怀疑胎儿有异常的高危孕妇等。

（3）羊水生化测定，了解宫内胎儿成熟度、胎儿血型及胎儿神经管缺陷。

（二）治疗

（1）胎儿异常或死胎需行乳酸依沙吖啶注射液引产者。

（2）胎儿无畸形。若羊水过多，需抽出适量羊水以改善症状及延长孕期，提高胎儿存活率。

（3）若羊水过少，需羊膜腔内注入适量 0.9% 氯化钠注射液者，以预防胎盘和脐带受压，减少胎儿肺发育不良或胎儿窘迫。

（4）胎儿未成熟但必须短时间内终止妊娠，需向羊膜腔内注射促进胎儿肺成熟药物者。

（5）母儿血型不合，需给胎儿输血者。

（6）胎儿无畸形而生长受限，需向羊膜腔内注入氨基酸等药物者。

二、禁忌证

（1）孕妇有流产先兆者。

（2）各种疾病的急性阶段或心、肝、肾功能严重异常者。

（3）术前 24 小时内 2 次体温大于 37.5℃。

（4）有急性生殖道炎症。

三、操作方法

（1）嘱孕妇排空膀胱，进入手术室后，协助孕妇取平卧位或稍侧卧位充分暴露腹部，常规消毒皮肤及 B 超探头。

（2）先行超声常规检查，术前超声对孕妇腹部进行横向扫描，确定胎盘的位置、检测胎心、胎盘及羊水深度，寻找羊水池较深的部位，避开胎心、胎盘、胎头作为穿刺点，探头应垂直于母体腹壁，在探头下方创建一个虚假图像。

（3）操作者必须用消毒剂洗净双手并戴上无菌手套，孕妇腹部区域必须清洗干净，并用消毒液（如洗必泰或酒精）进行消毒，铺消毒洞巾。

（4）所有的过程应该在 B 超引导下进行，穿刺针穿刺时，注意探头且不可在腹部上滑动，穿刺针必须于母体正中矢状面呈 45°进入，探头在正中矢状面对侧，探头与穿刺针呈 90°。穿刺针插入有四个阶段，即刺入腹壁、子宫、羊膜腔以及穿刺针的前移。当穿刺针进入宫腔时，操作者必须果断、快速刺入羊膜腔，否则容易导致刺入部位的错位或不能抽到羊水。一旦进入羊膜腔，穿刺针前进约 2cm，在到达子宫后壁之前停止移动。如果穿

刺不成功，操作者可尝试重新定位，但重新定位时间不能超过 1
分钟。如超过 1 分钟，应拔出穿刺针，更换针头重新操作。

（5）如若穿刺针在宫腔中正确定位，操作者应移去针芯，将
注射器或穿刺针适配器连接到真空采血管上，抽取羊水。在操作
过程中，操作者需获得约 20ml 羊水。在理想情况下，样本应没有
母体血细胞污染。传统上，为避免这一点，开始 2ml 的羊水应被
丢弃。

（6）抽取羊水后，拔出穿刺针，穿刺点用无菌纱布覆盖，加
压 5 分钟用胶布固定穿刺点，穿刺后 B 超再次观察胎盘、胎心
率、胎动有无异常并检测生命体征，及时准确记录穿刺情况，将
羊水标本送检。

四、检查前护理

（1）由于患者对穿刺术的不了解，尤其是对于保留胎儿的孕
妇，害怕穿刺会损伤胎儿，常有紧张、焦虑、恐惧等心理表现，
这样的情绪会使腹壁紧张，子宫的兴奋性增加，胎动频繁，从而
导致穿刺失败，增加并发症的机会。我们应及时了解患者心理动
态，关心体贴患者，耐心回答孕妇和家属的相关问题，向孕妇讲
解羊膜腔穿刺术的过程及方法，同时可讲解多个成功的案例及说
明 B 超引导的安全性，打消孕妇的顾虑，消除其紧张心理，得到
其主动配合，使检查过程得以顺利。

（2）指导孕妇做好相关检查，术前常规测量腋温 ≤37.5℃方
可行手术。手术当日两次体温 >37.5℃，需暂缓手术。室温 22 ~
25℃，并备好抢救药品、物品。

（3）术前可指导患者适当走动，使羊水中沉淀的细胞浮起，
有利于收集更多的羊水细胞，以保证培养成功。

（4）评估孕妇的手术史、生育史、本次妊娠史、不良用药
史，有无感冒、皮肤感染等。

（5）术前 3 天禁止性生活，孕妇曾有流产征兆禁止穿刺。

（6）术前 1 天需沐浴，保证皮肤清洁卫生。

（7）术前 10 分钟左右排空膀胱。

五、检查中护理

由于患者在检查中处于清醒状态，看见穿刺针很长，会紧张、焦虑，导致血压升高、心跳加速、骨骼肌紧张。应耐心安慰孕妇，转移其注意力，指导其采用小幅度胸式呼吸，尽量避免腹中肌的活动，以提高穿刺成功率；检查中密切观察孕妇的面色、表情等变化，如有晕针、剧痛等特殊不适，及时报告医生。同时，还应观察孕妇有无胸闷、气促、腹痛及有无压痛、反跳痛、阴道流血、流水等症状以防流产的发生。

六、检查后护理

（1）术后心电监测加氧饱和度监测 2 小时，并予低流量吸氧，提高母体血氧浓度，防止和纠正胎儿的宫内缺氧。术毕留院观察 2 小时。次日行 B 超检查胎儿及其附属物情况，指导患者回家后自数胎动 3 次/天，如有异常及时就医。

（2）观察穿刺部位有无渗血情况，嘱孕妇保持穿刺点敷料 24 小时干燥，无菌辅料需覆盖穿刺点 3 天，勿用手抓挠局部。

（3）密切观察孕妇是否有腹痛及阴道流血等情况，重视孕妇主诉，观察无腹痛、阴道无流血、流液，针孔无渗血、渗液方可离院。离院前再次交待孕妇注意事项，嘱孕妇 2 周后来院复诊。如有腹痛或阴道流血、流液随诊。

（4）嘱咐孕妇饮食宜清淡、易消化，禁止性生活 2 周，2 周内避免体力劳动。

（5）术后 24 小时内不能沐浴，注意多休息。

（6）中期治疗性引产的孕妇，一般注药至羊膜腔内，胎儿、胎盘娩出大概需要 24~48 小时，在此期间，注意观察子宫收缩情况及产程进展；分娩后，保持会阴部清洁，预防感染，遵医嘱予以退乳。

第十章

内镜检查术

第一节　阴道镜检查

阴道镜是一种内窥镜，可以观察宫颈、阴道和外阴上皮病变的光学放大镜，被检组织可放大 10～40 倍。主要用于宫颈、阴道等早期癌变或癌前病变的诊断和认定。阴道镜检查是介于肉眼和低倍显微镜之间的一种检查方法，它是借助于有 10～40 倍放大的光学仪器，在强光照射下，可以对阴道黏膜进行放大，从而观察宫颈表面一些微小的病变，有针对性地进行活检，提高癌前病变的诊断，对癌前病变及宫颈癌进行早期诊疗。阴道镜检查操作简单、方便、无创，无交叉感染，可重复检查，能提供可靠的活检部位，大大避免了普通活检的盲目性，并能储存、采集、打印彩色图像，保存有价值的临床资料，便于医生动态观察疾病的治疗效果和转归。在阴道镜检查的过程中，需要护理人员与术者之间的密切配合，可使检查顺利完成，保证检查成功率。

一、适应证

（1）阴道细胞学检查异常，癌前病变或癌可疑者，在阴道镜下定位活检，代替肉眼盲目的四点活检，提高活检命中率。

（2）临床检查宫颈、阴道、外阴及尿道口有可疑癌或病史可疑，如重度糜烂、红区、白斑、接触出血、宫颈赘生物不明、肉眼观察不准确，用阴道镜仔细观察。

（3）早期癌术前进一步了解病变范围及阴道受累情况，以拟定手术范围。

（4）下生殖道疣状病灶的观察。

（5）CIN 治疗后随诊及产后追踪观察宫颈、阴道及外阴病变的动态变化。

二、禁忌证

（1）外阴、阴道有严重感染者或急性炎症者，应查明原因后再做检查。

（2）生殖道有伤口，并有大量出血者。

三、阴道镜检查方法及护理配合

（一）检查方法

（1）取膀胱截石位，暴露被检部位，检查外阴、阴道有无病变。

（2）窥阴器轻轻置入阴道，充分暴露宫颈阴道部及阴道穹窿部。

（3）肉眼检查宫颈大小、形态、色泽、有无裂伤、外翻、糜烂、白斑、赘生物等。

（4）用棉球轻轻拭去分泌物或黏液，目的是避免重擦引起出血而影响病变组织清楚检查。

（5）对焦，将阴道接物镜放至与病灶相距 20～30cm 处，目镜与两眼水平一致，调好光源，调整焦距，使图像清晰至最佳状态。

（6）检查推荐按宫颈的四个象限（以宫颈外口为中心按钟表的顺时针方向划分）仔细检查并动态观察。

①识别新鳞柱交界（SCJ）的位置；

②确认转化区（TZ）的范围；

③鉴别转化区内有无病变；

④仔细观察异常转化区上皮和血管的微妙变化，以确定病变的性质；

⑤加用绿色滤光镜进一步观察血管的特征；

⑥按诊断标准解读阴道镜下所见图像的意义。

（7）阴道镜观察一般从 4 倍开始，逐渐放大到 8～10 倍，必要时可放大 15 倍以上，取活检时缩到 4 倍。

（8）在异常部位或可疑区取多点活检（推荐四象限），在每个象限病变最重的部位取活检。如阴道镜检查正常，必要时在每个象限的鳞柱交界或转化区邻近鳞柱交界处取活检。

（9）用 3%～5% 的冰醋酸溶液棉球涂布宫颈表面，去除黏液，1～2 分钟后观察病变部位表面图像，柱状上皮形成葡萄状水肿突起，正常鳞状上皮呈白色。如检查时间较长，2～3 分钟后需重新涂冰醋酸。

（10）观察病变部位醋酸反应、颜色和浑浊度、表面结构（乳头突起、镶嵌等）、血管形态等区域分布、宫颈腺管开口异常图像等。重点检查宫颈癌的好发部位——移行带之转化区。

（11）鳞-柱交界内移至颈管或病变伸入颈管时，可用颈管窥具或长棉签协助检查，并常规做颈管内膜刮取术（ECC）。

（12）病变区涂卢戈碘，正常鳞状上皮变褐色，柱状上皮、糜烂、癌变则不变色。

（13）记录阴道镜所见图像或绘图表示、资料保存。

（14）做出阴道镜初步诊断，并提出处理意见。

（二）检查前护理配合

（1）室内温度 26～28℃，湿度 50%～60%。保护患者隐私安全。

（2）检查前使用紫外线照射对检查室进行消毒，消毒时间为 30 分钟，从紫外线照射 5～7 分钟后开始计时。

（3）检查床旁备有一治疗车，内装各种辅助检查的器械及试剂。辅助器械包括各种不同型号的窥器、镊子、阴道牵开器及活检钳等。试剂包括 0.9% 氯化钠注射液、5% 冰醋酸溶液、卢戈碘

（装在棕色瓶内），1% 硝酸银等。

（4）物品应有无菌纱布、无菌手套、长棉签、弯盘、标本瓶等。

（5）护理人员应在术前为患者讲解术中有可能出现的并发症及处理方式，使患者在发生特殊情况时不惊慌，积极配合医护人员。

（三）检查中护理配合

（1）在检查过程中对待患者态度亲和，协助患者上检查床并在臀部下方垫好一次性检查垫，帮助患者取截石位，嘱其双腿尽可能向两侧分开，臀部坐于检查床上，常规消毒后打开阴道镜，调节好焦距，显示出清晰图像。

（2）检查过程中应给予患者足够的尊重，保护其隐私，做好保温措施。

（3）患者担心检查时会疼痛，护理人员可告知由于宫颈是由内脏神经支配，对切割、烧灼等疼痛不敏感，在宫颈上取组织过程中痛感不明显，在可忍受范围内。

（4）放置窥器时，动作要轻柔，切忌动作粗暴。

（5）对阴道镜检查的步骤做到熟练掌握，准确无误地传递每一步所需的器械及物品，确保检查过程的顺利，密切观察患者的反应，对异常情况做到早发现、早处理。

（四）检查后护理配合

（1）检查结束后询问患者有无不适，如有不适主诉及时予以解决。

（2）协助患者穿衣、下检查床，告知患者检查结果，将患者安置在观察室，观察腹痛及阴道流血情况，30 分钟后阴道无流血方可离院。

第二节　宫腔镜检查

宫腔镜是一项新的、微创性妇科诊疗技术。宫腔镜是用于子宫腔内检查和治疗的一种纤维光源内窥镜。它利用镜体的前部进入宫腔，对所观察的部位具有放大效果，以直观、准确的优势成为妇科出血性疾病和宫内病变的首选检查方法。宫腔镜检查术具有手术时间短、操作便捷、术中创伤小以及检查效果好等优势，也是现在对妇科出血性疾病和宫内病变进行检查最为直观、准确的临床检查方式，近年来在妇科临床检查中得以广泛应用。

一、适应证

（1）异常子宫出血，包括月经过多、功能性子宫出血、绝经前后异常子宫出血等。

（2）异常声像图所见，包括 HSG、B 超、超声子宫图、CT 和 MRI 所见的异常声像图。

（3）不育症与计划生育问题。

（4）激素替代或应用三苯氧胺所致子宫内膜的生理或特殊改变。

（5）异常宫腔内细胞或病理组织学诊断。

（6）继发痛经，常为黏膜下肌瘤、内膜息肉或宫腔粘连等宫内异常所引起，宫腔镜应为首选检查方法。

（7）复杂的宫腔操作术后 6~8 周进行，以便发现和分离早期的纤细、薄膜状粘连。

（8）子宫内膜癌的分期　观察有无侵犯宫颈管的黏膜面。

（9）子宫肌瘤　为多发性子宫肌瘤选择手术方式时，需行宫腔镜检查，确定有无黏膜下肌瘤。

（10）检查宫内节育器　观察节育器的位置是否正常，有无嵌顿等。

（11）阴道异常排液。

二、禁忌证

（一）绝对禁忌证

一般认为宫腔镜检查无绝对禁忌证。因宫腔镜检查的操作会使炎症扩散，因此可认为以下几点为绝对禁忌证，应首先给予抗感染治疗，待炎症得到控制后实施宫腔镜检查。

（1）急性子宫内膜癌。

（2）急性附件炎。

（3）急性盆腔炎。

（二）相对禁忌证

有学者认为以下亦非禁忌，而是在做宫腔镜检查时需要注意的事项。

（1）大量子宫出血　大量出血时宫腔镜的视野全部被血液所遮盖，不仅难以查出病变，而且会增加出血。

（2）妊娠　有可能引起流产。

（3）慢性盆腔炎　有可能使炎症扩散。

（4）近期子宫穿孔。

（5）宫腔过度狭小或宫颈过硬，难以扩张者。

（6）浸润性宫颈癌。

（7）患有严重内科疾病，难以耐受膨宫操作者。

三、检查方法及护理配合

（一）宫腔镜检查方法

（1）患者于术前排空膀胱，如需与 B 超联合检查，保持膀胱适度充盈。

（2）取截石位，以 0.5% 碘伏常规消毒外阴、阴道，用宫颈钳夹持宫颈前唇，以探针探明宫腔深度和方向，根据鞘套外径，扩张宫颈，一般使用硬镜需扩张至 4.5～5 号。

（3）液体膨宫需排空鞘套与光学管间的空气，缓慢置入宫腔镜，打开光源，注入膨宫液，膨宫压力 97.5～112.5mmHg，二氧化碳膨宫压 60～80mmHg，流速 20～30ml/min。待宫腔充盈后，对宫底、宫腔前后左右、输卵管开口等部位进行探查，发现异常及时取组织进行送检，并对患者进行相应的宫腔镜治疗。

（4）纤维宫腔镜的操作方法为拨动操纵杆使物镜端的镜头上下移动，在膨宫液的冲注引导下直视从子宫颈外口插入纤维镜尖端，全面观察宫颈管，然后继续将纤维镜插进宫腔，转动镜体或拨动操作杆，调整尖端的方向，按顺序观察宫腔的前壁、左侧子宫角、左侧输卵管口、后壁、右侧子宫角、右侧输卵管口、子宫底，检查完成后，在退出镜子时再详细观察宫颈管，因此处难以膨胀，易出现诊断错误。

（5）硬性宫腔镜的操作方法 主要用于对诊断性纤维镜所发现的宫腔内病变需要做更详细的观察时，镜体由宫颈一边观察一边插入，插入宫腔内以后，回转镜轴，将斜视镜片对准目标物进行观察，观察顺序与纤维镜相同。

（二）检查前护理配合

（1）术前用过氧化氢低温等离子灭菌宫腔镜检查镜及鞘套，备用。

（2）检查室的室温以 22～25℃ 为佳，湿度需控制在 55% 左右，给患者创造一个安静、整洁、舒适的检查环境。

（3）检查前主动与患者沟通，及时了解患者的想法及顾虑，向患者详细讲解宫腔镜检查术的注意事项、流程、特点以及优势，降低其因对宫腔镜检查认知程度不够而产生的恐慌感，采取针对性的心理护理。消除患者负面心理，沟通时注意使用通俗易懂的语言，保持态度温和、耐心。

（4）告知患者术前禁食 8 小时、禁饮 4 小时。

（三）检查中护理配合

检查过程中因牵拉、扩张宫颈及膨宫，患者可能会感觉疼痛，部分患者可因疼痛刺激引起迷走神经功能亢进，患者出现心率减慢、血压下降、面色苍白等类似人流综合反应症状时应暂停操作，并遵医嘱肌内注射阿托品注射液。检查时倾听患者的不适并监测生命体征的变化，指导患者深呼吸，通过转移注意力，以减轻疼痛不适。

（四）检查后护理配合

（1）检查完毕后用温水擦拭干净患者皮肤上的冲洗液和血迹，协助患者穿好衣服，告知患者在观察室需观察 1～2 小时，观察患者是否出现阴道出血、腹痛等症状，若患者腹痛且腹痛严重则需明确疼痛程度、部位以及伴有哪些症状，做到早发现、早报告、早治疗。

（2）检查后无特殊情况 2～4 小时可进食物，饮食忌辛辣刺激。

（3）告知患者口服抗生素和止血药一周左右，预防感染。

（4）检查后 7 天内可能会有少量的阴道出血不必惊慌，注意休息后可自行缓解，如果过多或排液有异味等异常情况请随时就诊。

（5）告知患者回家后需保持会阴部清洁，2 周内禁盆浴及游泳，1 个月内禁房事，因为在此期间宫口尚未闭合紧密，容易使细菌侵入。

（6）告知患者如有腹痛、发热、异常阴道排液或阴道出血达月经量，请速来医院复诊。如无特殊情况按医嘱到院复查即可。

宫腔镜检查因检查部位的特殊性，患者大多会关心是否会损伤生育功能及是否有创伤等，从而产生焦虑、紧张等负面情绪。优质护理可通过检查前讲解宫腔镜检查流程及注意事项，与患者建立有效的沟通，检查过程中通过心理护理使患者可以更好地配合检查，缓解焦虑、紧张情绪，对患者检查数据的精准性和检查过程中的依从度起到积极有利的影响。优质护理的合理应用可有效缓解患者的焦虑、紧张情绪，最大程度地降低患者对宫腔镜检查的机体应激反应，减少检查过程对患者机体的不利影响，使患者在身心放松、情绪较为稳定的情况下接受检查。

第三节　腹腔镜检查

腹腔镜是内窥镜的一种，妇科腹腔镜技术在医学上的发展经历了三个阶段：盆腔镜、诊断性腹腔镜及手术腹腔镜。腹腔镜检查是将接有冷光源照明的腹腔镜经腹壁插入腹腔，连接摄像系统，通过视频观察盆、腹腔内脏器的形态及有无病变，完成对疾病的诊断或对疾病进行手术治疗。它的问世可以说给妇科肿瘤的诊断技术带来了一场革命，摆脱了过去必须通过进行剖腹手术才能明确诊断的传统诊断方式。

一、适应证

（1）各种不明原因的盆腔疼痛的鉴别诊断。

（2）开腹指征不确切的盆腔包块性质的鉴别诊断。

（3）原因不明的少量腹腔内出血的检查。

（4）原因不明的少量腹水的检查。

（5）内生殖器畸形的诊断，如子宫畸形、两性畸形、R－K－H综合征等。

（6）盆腔恶性肿瘤的二次检查的疗效评价，以及卵巢癌的横膈检查及腹腔液抽吸细胞学检查。

（7）子宫穿孔的检查及宫腔操作时的监视，如子宫穿孔后的吸宫术、畸形及病理子宫的宫腔操作、宫腔镜下电切手术。

二、禁忌证

（1）有严重的心血管疾病，肺功能不全者。

（2）各种类型的肠梗阻及弥漫性腹膜炎或怀疑盆腔内广泛粘连者。

（3）脐疝、膈疝、腹壁疝、腹股沟疝或股疝等。

（4）腹部包块大于妊娠四个月或中、晚期妊娠者。

（5）凝血功能障碍、血液病等。

三、检查方法及护理配合

（一）检查方法

（1）根据患者要求可选全身麻醉或其他麻醉方式。

（2）常规冲洗外阴阴道，消毒宫颈，钳夹宫颈，放置举宫器并取出宫颈钳或窥器。

（3）常规消毒腹部皮肤。脐部插入一接注射器的弹簧针，注射器内有 3~4ml 0.9%氯化钠注射液。边进弹簧针边观察，等待注射器内 0.9%氯化钠注射液自然顺利流入时停止进针。

（4）取下注射器，注入二氧化碳气体 2~3L 左右，手术时最理想的腹腔内压力应保持于 12~15mmHg。

（5）取出弹簧针，插入腹腔镜观察，确认进腹腔后患者取头低足高位，观察盆腔情况。

（6）必要时在下腹部取第二或第三切口行粘连分离等操作。

（7）同时自阴道缓慢注入亚甲蓝液体，在腹腔镜下观察盆腔内输卵管伞端有无亚甲蓝液体溢出。

（8）术毕取出腹腔镜头以及其他器械，放净腹腔内二氧化碳气体，注意防止肠管随气体疝入伤口。

（9）缝合切口。

（二）检查前护理

（1）检查室的室温以 22~25℃ 为佳，湿度需控制在 55% 左右，给患者创造一个安静、整洁、舒适的检查环境，使患者身心愉悦。

（2）护理人员应在术前为患者讲解术中可能出现的并发症及处理方式，使患者在发生特殊情况时不惊慌，积极配合医护人员。

（三）检查中护理配合

（1）系统检测，连接好各内镜附件，打开各设备电源开关，确认腹腔镜处于完好备用状态。

（2）患者首先为平卧位，人工气腹阶段充气 1L 后，放低头部倾斜15°~25°，调整为头低足高位。

（3）协助医生对腹部、外阴及阴道进行常规消毒，留置导尿管，放置举宫器（有性生活者）。

（4）连接刀头与手柄，用扭力扳手加固，连接主机电源线，连接脚踏开关，连接主机及手柄，开机系统自检，刀头自检。接通各设备电源，接通二氧化碳气源，气腹机自检，设定好气腹压力，连接各设备管线，超声刀、高频电刀自检等，协助医生建立人工气腹，保证冲洗器通畅，将冲洗液温度控制在 37 ~ 42℃，及时冲洗，目的是保证手术视野清晰，对组织进行分离，有效预防粘连发生。检查完毕协助医生用 0.9% 氯化钠注射液冲洗盆腔，检查有无出血及内脏损伤；清点敷料及器械。

（5）按要求将检查时取出的病理标本送检。

（四）检查后护理

（1）去枕平卧 6 小时，6 小时后可半卧位，定时协助其翻身，按摩四肢，促进血液循环，以防止静脉血栓的形成，同时促进肠胃功能的恢复。如有患者出现恶心、呕吐，将头偏向一侧，防止误吸造成窒息。持续低流量吸氧，氧流量为 2 ~ 3L/min。

（2）严密观察患者生命体征、切口是否渗血、渗液及渗出物的颜色及量等，观察引流液的性状及量。

（3）观察患者有无气腹的并发症，如皮下气肿、上腹不适及肩痛等。

（4）检查后禁食水 6 ~ 8 小时，6 ~ 8 小时后遵医嘱可进流食，禁止食用豆制品、奶制品、含高淀粉的食物和甜食等。肛门排气后多吃高纤维食物，如蔬菜、水果，以促进肠蠕动，饮食要注意少食多餐。

（5）检查后 24 小时可拔除导尿管，鼓励患者排小便，减少因尿潴留引起的腹胀。

（6）保持呼吸道通畅，因患者麻醉未完全清醒，需注意保持呼吸道通畅，防止因麻醉药影响引发舌后坠、呼吸道阻塞而发生窒息的严重后果。麻醉清醒后鼓励患者深呼吸、咳嗽、咳痰。

第十一章

诊断性刮宫术

诊断性刮宫术是一种较为常见的诊断方式，简称为诊刮。在临床进行诊刮的过程中，往往需要将患者的宫腔内容物进行取出，并且进行病理检查。这种形式能够较好地对患者进行协助诊断。若在此过程中怀疑患者有宫颈管的相关疾病，也可以对患者的宫颈管以及宫腔进行相应的刮宫。这种诊刮术被称为分段刮宫术，能够在对患者疾病诊断过程中起到较好的疗效。

一般诊断性刮宫主要适用于功能性子宫出血明确诊断中，并排除是否有子宫内膜病变（子宫内膜癌变），以及是否为良性病变，方便诊断和治疗分析妇科临床疾病，且诊断性刮宫可以根据刮出物送检结果判断患者宫腔有无息肉，排除有无器质性病变，病检结果出来后根据病检结果治疗更加安全、放心。诊断性刮宫术是一种经常被应用在妇科临床诊断中的检查和确诊方式，并且在临床实践和应用的过程中不断完善，现已成为妇科临床诊断的主要方式之一，提高了妇科诊断的准确程度和诊断效率。

一、子宫形态

成人未孕子宫前后较窄，呈倒置的梨形，长 7~9cm，最宽径约 4cm，厚 2~3cm，分为底、体、径三部分。子宫底为输卵管子宫口水平以上隆凸部分。下端狭窄呈圆柱状，为子宫颈，成人为

2.5～3.0cm，为肿瘤的好发部位。子宫底与子宫颈之间为子宫体。子宫颈分为突入阴道的子宫颈阴道部和阴道以上的子宫颈阴道上部两部分。子宫颈上端与子宫体相接较狭窄称为子宫峡部，长约1cm。在妊娠期间，子宫峡部逐渐延伸变长，形成子宫下段，妊娠末期可延长至7～10cm。产科常在此处进行剖宫术，可避免进入腹膜腔，减少感染的机会。

二、子宫壁的结构

子宫壁分为三层，外层是浆膜，是腹膜的脏层；中层为强厚的肌层，由平滑肌组成；内层为黏膜，即子宫内膜，随月经周期的变化而发生增生、脱落的周期变化。

三、适应证

（1）判断月经失调的类型

①无排卵型功血。

②黄体功能不足。

③黄体萎缩不全。

（2）检查不孕症的原因，了解卵巢功能，是否排卵。

（3）异常的子宫出血（绝经后异常出血），高度怀疑恶性病变随时尽早手术，但如刮出组织肉眼检查已经高度怀疑为恶性病变时，及时停止手术，而不要过度刮宫，以免引起大出血、子宫穿孔、恶性病变的扩散。

（4）疑有子宫内膜结核者。

（5）其他不明原因子宫异常出血者。

四、禁忌证

（1）患有滴虫阴道炎、外阴阴道假丝酵母菌病或其他阴道炎、急性宫颈炎、急性子宫内膜炎、盆腔炎等。

（2）患有急性或严重的全身性疾病。

（3）体温37.5℃以上者。

五、操作方法

（1）排尿后取膀胱截石位，常规消毒，铺巾，做双合诊了解子宫大小及位置。用阴道窥器扩张阴道，暴露子宫颈，再次消毒子宫颈，用宫颈钳夹子宫颈前唇或后唇，以子宫探针顺子宫方向探测子宫腔深度。若宫颈口较紧，可用宫颈扩张器扩至小号刮匙进入宫腔。

（2）若怀疑宫颈管病变或子宫腔病变累及宫颈，则需做分段诊刮，将刮出组织标记置于10%甲醛或95%乙醇中送病理检查。

（3）在阴道后穹窿放置盐水纱布一块，用小号刮匙顺序刮取宫腔内组织，特别要注意刮取子宫两侧角部及宫底。

（4）取出宫颈钳，查看有无活动性出血，确定无活动性出血后取出阴道窥器。

六、护理要点

（一）术前沟通

了解患者的心理活动状态，针对患者担心的问题采取相应的护理措施，比如害怕疼痛的患者就建议她使用镇痛麻醉或者无痛麻醉，并且告知术前、术后有关注意事项，指导患者做好术前准备工作。

（二）术中护理

手术由护士全程陪同，指导患者摆放合适体位，通过亲切地交谈和轻轻抚摸患者手臂，缓解患者的孤独感和紧张情绪。调节好合适的室温，营造舒适、温馨的环境，避免噪声等不良刺激。术中严密观察患者自觉症状和生命体征变化，配合手术医生顺利完成手术。

（三）术后护理及健康教育指导

告诉患者手术已经结束以及手术情况，协助患者穿好衣裤，搀扶好患者送至术后休息室休息，同时给患者及家属告知手术情况和术后注意事项。叮嘱患者按时做好复查。针对不同年龄段、不同婚育状况、不同病情的患者讲解术后注意事项以及预防、保健知识、术后营养和休息指导。

第十二章

输卵管通畅检查

第一节　输卵管通液术

　　输卵管通液术是检查输卵管是否通畅的一种方法，且具有一定的治疗功效。检查者通过导管向宫腔内注入液体，根据注射阻力大小、有无回流及注入液体量和患者感觉等判断输卵管是否通畅。由于操作简便，无需特殊设备，广泛应用于临床。

　　目前临床治疗输卵管堵塞应用比较广泛的方法之一就是输卵管通液术，其不仅手术费用低，而且疼痛低、安全性高，整个过程操作简单，容易被患者以及医师所接受。输卵管通液术具有较高的通药压力，在缓解粘连的同时对患者的子宫生理功能有保护和恢复作用，有效减少各种并发症的发生率。

　　输卵管是输送卵子的肌性管道，左右各一，长 10~14cm。从卵巢上端连于子宫底的两侧，位于子宫阔韧带的上缘内。输卵管由内侧向外侧分为四部：①子宫部：位于子宫壁内的一段，直径最细，约 1mm，以输卵管子宫口通子宫腔。②峡部：短而直，壁厚腔窄，血管分布少，输卵管结扎术多在此部。③壶腹部：粗而长，壁薄腔大，腔面上面有皱襞，血供丰富，行程弯曲，约占输卵管的 2/3，向外移行为漏斗部，卵子多在此受精，若受精卵未能移入子宫而在输卵管发育则为宫外孕。④漏斗部：为输卵管末端的膨大部分，向后下弯曲覆盖在卵巢后缘和内侧面。漏斗末端中央有输卵管腹腔口，开口于腹膜腔，卵巢排出的卵子由此进入输卵管。输卵管腹腔口的边缘有许多细长的突起，称为输卵管伞，盖在卵巢的表面；其中一条较长，内面沟也较深，称为卵巢伞。

一、适应证

（1）不孕症，男方精液正常，疑有输卵管阻塞者。

（2）检查和评价输卵管绝育术、输卵管再通术或输卵管成形术的效果。

（3）对输卵管黏膜轻度粘连有疏通作用。

二、禁忌证

（1）内外生殖器急性炎症或慢性炎症急性或亚急性发作。

（2）月经期或有不规则阴道流血。

（3）可疑妊娠。

（4）严重的全身性疾病，如心、肺功能异常等，不能耐受手术。

（5）体温高于37.5℃。

三、术前准备

（1）月经干净3～7天，术前3天禁止性生活。

（2）术前半小时肌内注射阿托品0.5mg解痉。

（3）患者排空膀胱。

四、操作方法

（一）常用器械

阴道窥器、宫颈钳、卵圆钳、宫颈导管、Y形管、压力表、注射器等。

（二）常用液体

0.9%氯化钠注射液或抗生素溶液（庆大霉素8万U、地塞米松5mg、透明质酸酶1500U、注射用水20ml），可加用0.5%利多卡因2ml以减少输卵管痉挛。

（三）操作步骤

（1）患者取膀胱截石位，外阴、阴道常规消毒后铺无菌巾，双合诊了解子宫位置及大小。

（2）放置阴道窥器充分暴露宫颈，再次消毒阴道穹窿及宫颈，以宫颈钳钳夹宫颈前唇。沿宫颈方向置入宫颈导管，并使其与宫颈外口紧密相贴。

（3）用Y形管将宫颈导管与压力表、注射器相连，压力表应高于Y形管水平，以免液体进入压力表。

（4）将注射器与宫颈导管相连，并使宫颈导管内充满0.9%氯化钠注射液或抗生素溶液。排出空气后沿宫腔方向将其置入宫颈管内，缓慢推入液体，压力不超过160mmHg。观察推注时阻力大小、经宫颈注入的液体是否回流、患者下腹部是否疼痛等。

（5）术毕取出宫颈导管，再次消毒宫颈、阴道，取出阴道窥器。

五、护理要点

在女性的不孕症中输卵管因素居首位，输卵管通液术已成为诊断输卵管通畅与否的常规方法及治疗输卵管不通的方法。由于输卵管通液术一般不采取任何麻醉方式，因此术中疼痛会增加患者的痛苦，影响手术的过程，还有部分患者遇到疼痛，即放弃诊断和治疗从而造成受孕困难。为此，我们将优质护理贯通到输卵管通液术中的整个过程，采取最佳的舒适护理模式，来使患者在心理、生理上达到最佳状态，最大程度地减轻患者身心两方面的伤害。

（一）心理护理

初次接受输卵管通液术的患者大多数都会出现恐惧心理，担心身体承受不了疼痛及治疗结果。此时就需要护理人员术前多与患者沟通，评估患者对疼痛的耐受力，采用不同形式给予心理疏导和安慰鼓励，对文化层次较高的患者介绍手术操作的流程、疼痛的时间、伴随的症状及配合要点，使患者有一定的心理准备，可利于缓解紧张、恐惧、焦虑情绪。对于文化程度较低的患者可进行非言语交流，耐心倾听患者的诉求，尽可能满足患者的需要。

（二）舒适的护理

指导患者按照手术要求摆好体位，防止双下肢过度外展，调整双腿高度在适当范围并在关节处铺好海绵垫，控制室温在适宜范围内。术中注意观察和询问患者感受，是否出现肢体麻木现象，在不影响手术操作的情况下，护士可以用热水袋置于下腹部轻轻热敷，通过热敷可有效地避免子宫痉挛引起的疼痛，配合按摩促进血液循环，可有效地减轻肢体麻木感与腹部疼痛感。若患者高度紧张，可指导患者采用呼吸放松法，术中可与患者谈话分散其注意力，谈话内容轻松无压力，聊些生活细节、兴趣爱好等。术者操作要熟练，动作应轻柔缓慢，医护间配合默契，尽可能缩短手术时间。

（三）术后的护理

手术后协助患者穿好裤子，扶至休息室躺好，注意保暖。告知患者手术完毕后，疼痛逐渐缓解，出现恶心、呕吐、胸闷、头晕、肛门坠胀、腹部胀痛及阴道少量流血属正常现象，让患者不必紧张。对胸闷者给予氧气吸入，对恶心、呕吐者给予温开水漱口，按压内关穴可减轻恶心、呕吐症状，对腹部胀痛及肛门坠胀者可适当抬高臀部并轻柔地按摩以减轻不适感。交待患者手术当日以卧床休息为主；术后一周内不做体力劳动，术后两周内禁止性生活，保持外阴清洁，若有腹痛、腹胀、阴道流血增多者及时就诊。对于通畅者交待下次就诊的时间，对于输卵管不通者安慰患者不要悲观，对其耐心讲解可采取腹腔镜进一步检查治疗，再介绍一些治疗成功的案例，让其增强继续治疗的信心，保持心情愉快。

造成输卵管堵塞的原因很多，包括盆腔炎、附件炎以及各种细菌、微生物感染所导致的输卵管粘连以及狭窄等。而慢性输卵管炎是造成输卵管堵塞性不孕症的主要病因，因宫腔操作所引发的盆腔感染又是诱发上行感染的常见诱因，因此减少宫腔内操作，严格遵守操作规程以及无菌观念，减少慢性炎症是解决问题的关键。术前过度紧张的患者可提前30分钟给予阿托品肌内注射，减少因过度紧张而导致的输卵管痉挛的发生率。而对于通液阻力较大的患者可考虑给予中药治疗，通液阻力明显降低。

输卵管通液术虽然简单易行，但手术过程中会引起疼痛等不适感，甚至有少部分患者因受不了疼痛而终止手术，应根据发生疼痛的原因进行分析，分别采用不同的护理措施，从而有针对性地采取舒适护理以减轻患者的不良反应和恐惧心理，避免患者遇到疼痛中途放弃治疗，确保手术顺利完成。

第二节　子宫输卵管造影术

子宫输卵管造影是通过导管向宫腔及输卵管注入造影剂，经X线透视及摄片，根据造影剂在输卵管及盆腔内的显影情况了解输卵管是否通畅、阻塞部位及宫腔形态。该检查损伤小，能对输卵管阻塞做出较正确判断，准确率可达80%，且具有一定的治疗功效。

根据世界卫生组织的统计发现，已婚的育龄妇女中不孕症发生率逐渐增加，严重降低患者的生活质量。在不孕症的患者中使用子宫输卵管造影手术，不会对患者产生较大的损伤，并且安全性比较高。

一、适应证

（1）了解输卵管是否通畅及其形态、阻塞部位。

（2）了解宫腔形态，确定有无子宫畸形及类型，有无宫腔粘连、子宫黏膜下肌瘤、子宫内膜息肉及异物等。

（3）内生殖器结核非活动期。

（4）不明原因的习惯性流产，了解宫颈内口是否松弛，宫颈及子宫有无畸形等。

二、禁忌证

（1）内、外生殖器急性或亚急性炎症。

（2）严重的全身性疾病，不能耐受手术。

（3）妊娠期、月经期。

（4）产后、流产、刮宫术后 6 周内。

（5）碘过敏者。

三、术前准备

（1）造影时间以月经干净后 3 ~ 7 天为宜，术前 3 天禁性生活。

（2）做碘过敏试验，试验阴性者方可造影。

（3）术前半小时肌内注射阿托品 0.5mg 解痉。

（4）术前排空膀胱，便秘者术前行清洁灌肠，以便子宫保持正常位置，避免出现外压现象。

四、操作方法

（一）设备及器械

X 线放射诊断仪、子宫导管、阴道窥器、宫颈钳、卵圆钳、20ml 注射器等。

（二）造影剂

目前国内外均使用碘造影剂，分油溶性与水溶性两种。油剂（40% 碘化油）密度大，显影效果好，刺激小，过敏少，但检查时间长，吸收慢，易引起异物反应，形成肉芽肿或油栓；水剂

（76%泛影葡胺液）吸收快，检查时间短，但子宫输卵管边缘部分显影欠佳，细微病变不易观察，有的患者在注药时有刺激性疼痛。

（三）操作步骤

（1）患者取膀胱截石位，常规消毒外阴及阴道，铺无菌巾，双合诊检查子宫位置及大小。

（2）以阴道窥器扩张阴道，充分暴露宫颈，再次消毒阴道穹窿及宫颈，用宫颈钳钳夹宫颈前唇，探查宫腔。

（3）将造影剂充满宫颈导管，排出空气，沿宫腔方向将其置入宫颈管内，徐徐注入碘化油，在 X 线透视下观察碘化油流经输卵管及宫腔情况并摄片。24 小时后再摄盆腔平片，以观察腹腔内有无游离碘化油。若用泛影葡胺造影剂，应在注射后立即摄片，10~20 分钟后第二次摄片，观察泛影葡胺流入盆腔情况。

（4）注入造影剂后子宫角圆钝而输卵管不显影，则考虑输卵管痉挛，可保持原位，肌内注射阿托品 0.5mg，20 分钟后再透视、摄片；或停止操作，下次摄片前先使用解痉药物。

五、护理要点

（1）**基础护理**　嘱患者造影日中午清淡饮食，不可过于油腻。家属陪同，做造影术前，嘱患者将膀胱排空，需要垫上清洁护垫，禁止性生活、盆浴。

（2）**心理护理**　对患者相关状况做出详细了解，包含婚姻情况、妊娠情况、夫妻关系、家庭关系等，据此评估患者心理状况。通常，受到自身、家庭、社会等多方面因素的影响，患者会承受较大的心理压力，加之不了解子宫输卵管造影术，导致患者不良心理比较严重，不利于造影术的操作。患者入院后，护理人员应积极地评估患者的心理状况，了解患者相关知识的掌握程度，针对性地给予患者心理疏导，宣传与此相关的知识，提升患者对不孕症及造影术的知晓程度，减轻患者的心理负担，同时，进行各项护理操作时，做好解释与告知工作，和蔼、亲切地对待患者，耐心回答患者问题，与患者间建立和谐的关系，并促使患者改善不良心理状况。

（3）造影前护理　护理人员通过电视宣教，让患者观看动态手术过程，向患者讲解手术的步骤，以及注意事项，提高患者对检查手术的认知。在手术前，讲解注意事项以及操作步骤，可能出现疼痛的情况。保证造影室环境卫生的干净、整洁，保证室内适宜的温、湿度，并做好患者相关的隐私保护措施。

（4）造影中护理　护理人员需要告诉患者一些疼痛是正常的，缓解患者的焦急心态。患者会出现与月经期相似的疼痛，一般来说患者可以忍受。护理人员指导患者进行深呼吸，放松神经以及肌肉，从而缓解疼痛。护理人员全程陪同，耐心回答患者的问题，并安抚患者情绪，缓解患者的不良情绪。造影过程中，嘱咐患者不可随意移动，避免造影成像质量受到影响，同时根据造影进展指导患者正确地配合，缩短造影时间。

（5）造影后护理　完成检查后，需进行观察，期间让患者平卧，如患者未出现不适症状，则可离开；要加强对患者术后并发症和不良反应进行预防和处理，当患者出现下腹疼痛的并发症时，让患者以平卧体位卧床休息，并对患者的下腹部进行热敷，从而缓解患者下腹部的疼痛；对于下腹部疼痛严重的患者，可以在遵医嘱的情况下给予适量的止痛药。对于术后1周出现阴道流血的患者，让患者及时到医院进行就诊治疗。

第十三章

妇科外阴、阴道手术

第一节　外阴、阴道创伤

一、前庭大腺炎症

前庭大腺炎症由病原体侵入前庭大腺所致，可分为前庭大腺炎、前庭大腺脓肿和前庭大腺囊肿。

（一）病原体

多为混合性细菌感染。主要病原体为葡萄球菌、大肠埃希菌、链球菌、肠球菌。随着性传播疾病发病率的升高，淋病奈瑟菌及沙眼衣原体也成为常见病原体。

病原体侵犯腺管，初期导致前庭大腺导管炎，腺管开口往往因肿胀或渗出物凝聚而阻塞，分泌物积存不能外流，感染进一步加重则形成前庭大腺脓肿。若脓肿消退后，腺管阻塞，脓液吸收后被黏液分泌物所替代，形成前庭大腺囊肿。前庭大腺囊肿可继发感染，形成脓肿，并反复发作。

（二）临床表现

前庭大腺炎起病急，多为一侧。初起时局部产生肿胀、疼痛、烧热感，检查见局部皮肤红肿、压痛明显，患侧前庭大腺开口处有时可见白色小点。若感染进一步加重，脓肿形成并快速增大，直径可达 3~6cm，患者疼痛剧烈，行走不便，脓肿成熟时局部可触及波动感。少数患者可能出现发热等全身症状，腹股沟淋巴结可呈不同程度增大。当脓肿内压力增大时，表面皮肤黏膜变薄，脓肿可自行破溃。若破孔大，可自行引流，炎症较快消退而痊愈；若破孔小，引流不畅，则炎症持续存在，并反复发作。

前庭大腺囊肿多为单侧，也可为双侧。若囊肿小且无急性感染，患者一般无自觉症状，往往于妇科检查时方被发现；若囊肿大，可感到外阴坠胀或性交不适。检查见患侧阴道前庭窝外侧肿大，在外阴部后下方可触及无痛性囊性肿物，多呈圆形、边界清楚。

（三）治疗及护理

1. 药物治疗　急性炎症发作时，需保持局部清洁，可取前庭大腺开口分泌物作细菌培养，确定病原体。常选用喹诺酮或头孢菌素与甲硝唑联合抗感染。也可口服清热解毒中药，或局部坐浴。

2. 手术治疗　前庭大腺脓肿需尽早切开引流，以缓解疼痛。切口应选择在波动感明显处，尽量靠低位以便引流通畅，原则上在内侧黏膜面切开，并放置引流条，脓液可送细菌培养。无症状的前庭大腺囊肿可随访观察；对囊肿较大或反复发作者可行囊肿造口术。

（1）前庭大腺囊肿切开引流术

1）术前护理

①外阴、大腿内侧如有皮炎、湿疹等皮肤疾病，应先予以治疗，待治疗后再行手术。

②手术时间宜选择在月经干净后 5~7 天。

③术前 3~5 天开始，温热水坐浴 1 次/日，0.1% 苯扎溴铵液冲洗外阴及阴道，1 次/日，手术日晨 1 次。

④术前 2 天给予软食，手术当日晨禁食。

⑤根据病情，术前 1 天灌肠或术前 2 天给予缓泻剂口服，并于

术前 1 天清洁灌肠。手术当日晨不予灌肠，以免排出大便污染手术区。

⑥去手术室前自解小便，排空膀胱。

2）术后护理

①可回家休息，随意活动。

②术后 24 小时抽去引流纱布。

③保持外阴清洁，每日温水坐浴 2 次，每次 20 分钟。便后用 1：5000 呋喃西林液或 1：5000 高锰酸钾液坐浴后更换新敷料。

④丝线缝合者，术后 1 周拆除缝线，以后每周随访 1 次，用止血钳进入腔内探查，保持通畅，预防造口重新闭锁，共 4 ~ 6 次。

（2）前庭大腺囊肿切除术

1）术前护理

1：5000 高锰酸钾坐浴 3 天。常规消毒外阴。

2）手术步骤

①切口选择脓肿表面最波动部分做纵切口，长度近脓肿全长。

②脓液完全排出后，用 0.9% 氯化钠注射液棉球蘸洗。

③可吸收缝线袋形缝合。

④以盐水纱布条加抗生素填塞脓腔。

3）术后护理

①抗生素防治感染。

②术后 24 小时开始更换囊腔引流。

③当无分泌物及窦道变浅时，开始用 1：5000 高锰酸钾坐浴，注意预防感染，手术后需要抗感染治疗，注意勤换内裤。

④术后饮食宜清淡，不要吃辛辣刺激的食物。

二、阴道裂伤

阴道是性交器官，也是月经血排出及胎儿娩出的通道。阴道壁自内向外由黏膜、肌层和纤维组织膜构成。阴道壁富有静脉丛，损伤后易出血或形成血肿。若处理不当，会引起患者阴道大出血，严重时因大出血导致患者休克甚至危及生命。

（一）病因

阴道损伤分为闭合性损伤和开放性损伤。闭合性损伤多见于交通事故、工伤事故和高坠所致的骨盆骨折，骨盆骨折时骨折断端可刺伤阴道及会阴部的皮肤。开放性损伤可见于火器和利器，常合并多部位损伤。此外，性暴力或性犯罪将异物放入阴道内或粗暴性交，也可导致阴道损伤。

1. 性交损伤　导致性交损伤的常见原因有阴道发育不良、妊娠期阴道充血、产后阴道组织薄弱、绝经后阴道萎缩、阴道手术瘢痕、畸形或狭窄、性交位置不当等。性交致阴道裂伤一般发生在阴道后穹窿，多环绕子宫颈呈横行或弧形。由于阴道组织血管丰富，常出血不止。

2. 药物损伤　为治疗某种妇科疾病，阴道用药剂量过大、浓度过高、放置过深或误将腐蚀性药物放入阴道内均可导致阴道损伤。表现为用药后阴道分泌物增多，呈脓血性，伴有外阴、阴道烧灼痛感。阴道可见广泛充血和散在溃疡。

3. 异物损伤　常发生于幼女、精神失常者、性虐待者或手术。异物损伤除阴道损伤外，还可以导致阴道感染甚至生殖器瘘，严重者穿破腹腔，引起腹腔内出血。

4. 分娩损伤　分娩时如果产程进展过快，产道未充分扩张而胎儿又较大，也容易发生阴道壁撕裂。

（二）治疗及护理

迅速止血，纠正休克，予以阴道壁裂伤缝合术。

1. 术前护理

患者出血量多，有休克倾向，应立即开放静脉通道扩充血容量，并遵医嘱给药，给予吸氧、监测生命体征，注意患者保暖。配合医生进行妇检及纱布填塞等操作，密切注意阴道出血情况，备皮，嘱咐患者禁食、水，积极完善术前准备。

2. 术后护理

（1）心理护理　术后责任护士应主动与患者交谈沟通，取得患者的信任，评估患者的心理变化及对疾病的认知情况，用简单易懂的语言告知患者疾病的诊治和护理过程。

（2）会阴部护理　患者因留置尿管、阴道填塞纱布等原因，易发生泌尿系逆行感染，应每天更换会阴消毒垫，遵医嘱给予会阴擦洗，同时观察阴道有无出血情况，嘱咐患者多饮水，避免久坐久站，以免加重会阴部不适感。

（3）疼痛护理　患者经历手术加阴道填塞纱布，会产生疼痛不适感，因此，责任护士应按时对患者进行疼痛评估，采用倾听、沟通、音乐分散等物理干预分散患者的注意力，以降低其疼痛不适感。

（4）饮食护理　术后注意与患者的沟通，倾听患者主诉，观察及评估患者的通气及通便情况，告知患者术后应以清淡、易消化的饮食为主。

第二节　先天性无阴道

先天性无阴道系胚胎在发育期间受到内在或外界因素阻扰，亦可能由于基因突变（可能有家庭史）引起副中肾管发育异常所致。以正常女性染色体核型，全身生长及女性第二性征发育正常，外阴正常，阴道缺失，子宫发育（仅有双角残余），输卵管细小，卵巢发育及功能正常。MRKH 综合征患者最为多见。睾丸女性化（雄激素不敏感综合征）患者较为少见。很少数为真性两性畸形或性腺发育不全者。MRKH 综合征是一种没有生殖潜能的生殖系统缺陷，染色体检查提示为 46XX，患者具有正常的女性生殖腺卵巢，女性第二性征发育正常，具备正常的女性生殖内分泌功能，临床表现为无阴道或仅存在阴道盲端、子宫缺如或存在始基子宫或痕迹子宫，MRKH 综合征往往合并泌尿系或心脏畸形。

一、治疗

（一）非手术治疗

顶压法阴道成形法简单易行，患者可自行完成，但顶压法给患者带来的痛苦较大，需要较长的治疗周期，一般 4~6 个月，疗效与阴道前庭的发育情况相关，容易出现阴道干涩及回缩，临床效果欠佳。

（二）手术治疗

（1）皮瓣移植阴道成形术　简单安全、成功率高。但阴道壁粗糙，植皮容易引起感染而使阴道瘢痕挛缩。

（2）羊膜移植阴道成形术　首先需要获取羊膜，形成的阴道与自然阴道近似，但术后阴道壁黏膜化的时间较长，易造成感染而形成瘢痕挛缩。

（3）肠管代阴道成形术　形成的阴道的宽度、长度充分，黏膜皱襞柔软、湿润，能充分满足性交需要，但乙状结肠阴道分泌物有粪臭味，回肠阴道分泌物异味有所减轻；创伤大，截取肠管后易引起腹（盆）腔脏器粘连，影响肠道功能，若发生吻合口瘘，可导致严重术后并发症。

（4）腹腔镜腹膜代阴道成形术　具有切口小、术中出血少、腹壁瘢痕小等优势。同时，术野清晰、安全性高，已成为目前较多采用的治疗方法。基于经自然腔道手术的理念，利用人体自身的天然瘢痕通道——脐部，做一小切口，置入腔镜器械即可完成多种腹腔镜手术。其最大的优势在于脐部"天然皱褶"掩藏了手术瘢痕，从而达到极佳的美容效果；同时，由于创口的进一步减小，术后疼痛更轻、恢复更快。

二、术前护理

除做好必要的术前备皮等准备之外，对患者予以健康教育，做好个人卫生指导，剪指甲、沐浴、擦去指甲油等，叮嘱患者不要戴义齿、首饰、发夹等进入到手术室。

三、术后观察与处理

（1）术后留置人工阴道内模具，患者返回病房后密切监测患者生命体征及腹部伤口情况，给予预防感染、补液及支持治疗。

（2）术后 3 天禁食，之后予以半流质食物，避免排便；术后 5 天再逐渐过渡到普通食物，同时观察排便有无异常，指导患者多饮水，多摄入粗纤维食物，保持大便的顺畅。

（3）术后尿管留置 7～10 天，确保尿管的顺畅程度，对颜色、量进行观察，每日对一次性集尿袋进行更换，以免发生泌尿道感染；从拔管之前 2 天开始夹管，2～3 小时开放一次导尿管，对患者自身膀胱功能进行锻炼。

（4）会阴部护理　每天使用 0.5% 碘伏棉球擦洗外阴处，保持会阴的清洁，直到伤口拆线、尿管拔除，对被污染的床单要及时予以换洗；拆线之后每天用 0.5% 碘伏和 0.9% 氯化钠注射液擦拭阴道。

（5）出院之前教会患者用手扩张阴道，术后 2～3 个月开始用阴道模型来扩张阴道，将避孕套套在阴道模型上，每晚进行 10 分钟的抽动式扩张，直到结婚；通常术后 3 个月后可允许性生活，初期注意可能会有疼痛和少量出血，叮嘱患者定期回院复查，同时在发现阴道分泌物过多、出血或有异味，模型放入困难时随时就诊。

第三节　外阴癌

外阴恶性肿瘤占所有女性生殖道原发恶性肿瘤的 3%～5%，以鳞状细胞癌最常见，其他包括恶性黑色素瘤、基底细胞癌、前庭大腺癌、疣状癌、肉瘤等。

外阴鳞状细胞癌占全部外阴恶性肿瘤的 80%～90%，主要发生于绝经后妇女，年轻女性发病率有升高趋势。

一、临床表现

最常见的症状是外阴瘙痒、局部肿块或溃疡，合并感染或较晚期癌可出现疼痛、渗液和出血。

癌灶以大阴唇最多见，其次为小阴唇、阴蒂、会阴、尿道口、肛门周围等。若已转移至腹股沟淋巴结，可扪及增大、质硬、固定淋巴结。

二、治疗

早期肿瘤以手术为主，局部晚期肿瘤手术结合放化疗、转移病例姑息、对症及支持治疗。对早期患者在不影响预后的前提下，尽量缩小手术范围，最大限度保留外阴的正常结构，以提高生活质量。

（一）手术治疗

1. 早期肿瘤（Ⅰ期和小病灶Ⅱ期）　先活检，再分期，决定术式。要求手术切缘距离肿瘤边缘至少1cm，深度应达深筋膜2~3cm。ⅠA期行外阴局部扩大手术；ⅠB期根据病灶位置决定术式。

（1）单侧病变（病灶距外阴中线≥2cm），行局部广泛切除术，或改良广泛外阴切除术及单侧腹股沟淋巴结评估。

（2）中线部位病变（前部或后部），行局部广泛切除术，或改良广泛外阴切除术及单侧腹股沟/股淋巴结评估。术后均根据原发病灶及淋巴结的病理结果决定辅助治疗。

2. 局部晚期肿瘤（病灶 > 4cm 的Ⅱ期和Ⅲ期）　腹股沟淋巴结和外阴病灶分步处理。

3. 肿瘤转移超出盆腔　可考虑局部控制或姑息性外照射放疗和（或）全身治疗，或者采用最佳的支持治疗。

（二）放射治疗

虽然鳞癌对放疗较敏感，但外阴皮肤对放射线耐受性极差，易发生放射皮肤反应（肿胀、糜烂、剧痛），难以达到放射根治剂量。放疗主要用于：①术前辅助治疗；②转移淋巴结区域照射；③术后辅助治疗。

（三）化学药物或靶向治疗

多用于同步放化疗及晚期癌或复发癌的综合治疗。常用化疗药有铂类、紫杉醇、氟尿嘧啶、丝裂霉素 C、吉西他滨等，常采用静脉注射或局部动脉灌注。靶向治疗药物有埃罗替尼、帕姆单抗等。

三、护理

（一）术前准备

（1）评估手术的难度和患者可能在手术中出现的并发症，练习床上排尿及深呼吸、咳嗽、排痰方法。

（2）术前备皮时避免皮肤损伤，切忌损伤组织，行尿管时避免损伤尿道。

（3）每晚 1:5000 高锰酸钾溶液坐浴，使用肠道抑菌药，术前晚口服甘露醇，清洁灌肠。

（二）术后指导

（1）对于失血量大的患者，术后积极补充血浆和电解质。

（2）创面持续负压吸引，负压应在 7.35mmHg 左右，引流袋每日更换。

（3）压迫止血。术后沙袋压迫，防止渗血。

（4）排便时减少用力，避免增大创口张力，排便后及时擦拭，温水清洗，减少创面被污染。局部积极换药。

（5）选择防逆流集尿袋，减少开放集尿袋的次数，会阴部护理每日使用 0.5% 碘剂擦洗。术后导尿管及时拔出，一般留置 2 周左右。

（6）避免下肢输液，卧床期间体位保证抬高下肢 45°，定期翻身，运动下肢，鼓励患者早期下床，预防血栓。告知患者做好自我观察和护理，如是否有下肢沉重感、肿胀疼痛、压痛，及时B超检查。

（7）术后 1 周开始功能锻炼，项目有双腿合拢、分开、前屈、内收等；进行收缩尿道、直肠和阴道括约肌，预防阴道狭窄。

（8）手术后等患者肠道功能恢复后，给予无渣或少渣饮食，待患者病情稳定后，逐渐进食全流质饮食、半流质饮食、普通饮食。告知患者多食高蛋白、高热量、易消化食物，禁止食用辛辣、寒冷等刺激性食物。

第四节　尿　　瘘

尿瘘是指女性生殖道与泌尿器官之间形成的异常通道，尿液自阴道排出，不能控制。根据解剖位置分为尿道阴道瘘、膀胱尿道阴道瘘、膀胱阴道瘘、膀胱宫颈瘘、膀胱宫颈阴道瘘、输尿管阴道瘘及膀胱子宫瘘。

一、病因

常见尿瘘为产伤和盆腔手术损失所致的膀胱阴道瘘和输尿管阴道瘘。尿道阴道瘘通常是尿道憩室、阴道前壁膨出或压力性尿失禁的手术并发症。

（1）坏死型尿瘘　由于骨盆狭窄、胎儿过大或胎位异常所致头盆不称，产程延长，特别是第二产程延长者，阴道前壁、膀胱、尿道被挤压在胎头和耻骨联合之间，导致局部组织缺血坏死形成尿瘘。

（2）创伤型尿瘘　产科助产手术，尤其是产钳助娩可导致直接损伤。创伤型尿瘘远远少于坏死型尿瘘。

（3）妇科手术损伤　经腹手术和经阴道手术损伤均有可能导致尿瘘。通常是由于手术时分离组织粘连，伤及膀胱、输尿管或输尿管末端游离过度，造成膀胱阴道瘘和输尿管阴道瘘。主要原因是术后输尿管血供减少引发迟发性缺血性坏死。

（4）其他　外伤、放射治疗后、膀胱结核、晚期生殖泌尿道肿瘤、子宫托安放不当、局部药物注射治疗等均能导致尿瘘。

二、临床表现

（1）漏尿　产后或盆腔手术后出现阴道无痛性持续性流液是最常见、最典型的临床症状。根据瘘孔的位置，可表现为持续漏尿、体位性漏尿、压力性尿失禁或膀胱充盈性漏尿等，如较高位膀胱瘘孔患者站立时无漏尿，而平卧时则漏尿不止；瘘孔极小者在膀胱充盈时漏尿；一侧输卵管阴道瘘由于健侧输尿管的尿液进入膀胱，因此在漏尿的同时仍有自主排尿。漏尿发生的时间也因病因不同而有区别，坏死型尿瘘多在产后及手术后 3～7 天开始漏尿；手术直接损伤者术后即开始漏尿；腹腔镜下子宫切除中使用能量器械所致的尿瘘常在术后 1～2 周发生；根治性子宫切除的患者常在术后 10～21 天发生尿瘘，多为输尿管阴道瘘；放射损伤所致漏尿发生时间晚且常合并粪瘘。

（2）外阴瘙痒和疼痛　局部刺激、组织炎症增生及感染和尿液刺激、浸渍，可引起外阴部瘙痒和烧灼痛，外阴呈皮炎改变。若一侧输尿管下段断裂而致阴道漏尿，由于尿液刺激一侧阴道顶端，周围组织引起增生，妇科检查可触及局部增厚。

（3）尿路感染　合并尿路感染者有尿频、尿急、尿痛及下腹部不适等症状。

三、治疗及护理

手术修补为主要治疗方法。膀胱阴道瘘和尿道阴道瘘手术修补首选经阴道手术，不能经阴道手术的复杂尿瘘者应选择经腹或经腹-阴道联合手术。

（一）术前护理

在手术之前掌握患者尿瘘开口位置以及排尿体位，术前 3 天常规碘伏消毒会阴区皮肤，2 次/日，让患者保持会阴部干燥与清洁；对于会阴部皮肤出现潮红的现象，则可以给予 1∶5000 高锰酸钾溶液坐浴，2 次/日。

（二）术后护理

（1）加强生命体征观察与护理。在手术完成之后，加强各项生命体征的观察，还需要在护理中为患者去除枕头，保持平卧，头也需要偏向一侧以此来避免出现误吸。

（2）胃肠道护理。在术后 12 小时后可以让患者进食一些半流食，多喝水，每天至少 2000 ml；多食用一些水果、蔬菜等一系列容易消化的事物，保持大便通畅，避免排便过程中因为腹部过于用力而出现管道脱出或者是伤口裂开出血等问题。

（3）阴道内塞入碘伏纱布止血及防止感染，1 天后取出。

（4）尿道支架管护理　尿瘘修补术中会留置尿道支架管，以此来实现定型定位、冲洗、引流渗液的效果，所以还需要加强管道护理。

（5）观察引流尿液性状以及颜色，使用桥式支架保护患者会阴，对导管进行有效固定；及时检查引流管开关是否处在开放状态、保持管腔通畅等。

（6）术后 1 个月内每天温水坐浴，3 个月内禁止性生活。常规随访 3~6 个月。

四、预防

预防产科因素所致的尿瘘是关键。疑有损伤者，留置导尿管 10 天，保证膀胱空虚，有利于膀胱受压部位血液循环恢复，预防尿瘘发生。有妇科手术史，对盆腔粘连严重、恶性肿瘤有广泛浸润等估计手术困难时，术前经膀胱镜放入输尿管导管，使术中易于辨认。即使是容易进行的全子宫切除术，术中也须明确解剖关系后再行手术操作。术中发现输尿管或膀胱损伤，必须及时修补。使用子宫托需注意定期取出。子宫颈癌进行放射治疗时注意阴道内放射源的安放和固定，放射剂量不能过大。

第五节　子宫脱垂

子宫脱垂是指患者的子宫自正常位置逐渐沿其阴道下降，宫颈外口达坐骨棘水平之下，甚至子宫全部脱出阴道口之外。

一、病因

（1）分娩损伤　妊娠、分娩，尤其是难产、第二产程延长或经阴道手术助产、盆腔筋膜、韧带和肌肉可能因过度牵拉而被削弱支撑力量。若产后过早参加体力劳动，特别是重体力劳动，将影响盆底组织张力的恢复而发生子宫脱垂。

（2）衰老　卵巢功能减退导致雌激素分泌减少，使盆底支持组织变得薄弱、松弛，易发生子宫脱垂，或使原来的脱垂程度加重。

（3）腹压增加　慢性便秘及咳嗽，腹水或腹型肥胖，持续负重都可使腹压增加，促使子宫脱垂。

（4）先天发育异常　未产妇发生子宫脱垂者，系因生殖器官支持组织发育不良所致。

（5）营养不良　营养严重缺乏可导致肌肉萎缩、盆腔内筋膜松弛，失去对子宫的支持作用。因营养不良造成子宫脱垂者，常伴有胃下垂、腹壁松弛等症状。

二、临床表现

腹部下坠感、腰酸背痛等，严重时可出现排尿困难、压力性尿失禁、尿路感染、便秘及宫颈溃疡、糜烂等症状。

根据患者平卧并用力向下屏气时子宫下降的程度，将子宫脱垂分为3度。

（1）Ⅰ度　①轻型：宫颈外口距处女膜缘＜4cm，未达处女膜缘；

　　　　　　②重型：宫颈已达处女膜缘，阴道口可见宫颈。

（2）Ⅱ度　①轻型：宫颈脱出阴道口，宫体仍在阴道内；

②重型：宫颈及部分宫体脱出阴道口。

（3）Ⅲ度 宫颈与宫体全部脱出于阴道口外。

三、治疗

（一）非手术疗法

（1）盆底康复治疗 可增加盆底肌肉群的张力。肛提肌锻炼方法为用力收缩肛门运动，盆底肌肉收缩 3 秒以上后放松，每次连续进行 10~15 分钟，每日 2~3 次。

（2）子宫托 是一种支持子宫和阴道壁并使其维持在阴道内而不脱出的工具。有支持型和填充型。子宫托治疗适应证为：患者身体状况不适宜做手术；妊娠期和产后；膨出面溃疡手术前促进溃疡面的愈合。子宫托也可能造成阴道刺激和溃疡。子宫托应间断性地取出、清洗并重新放置，否则会出现包括瘘的形成、嵌顿、出血和感染等严重后果。

（3）中药和针灸 补中益气汤（丸）等有促进盆底肌张力恢复、缓解局部症状的作用。

（二）手术治疗

（1）曼氏手术 包括阴道前后壁修补、主韧带缩短及宫颈部分切除术。适用于子宫颈延长，希望保留子宫的患者。

（2）经阴道子宫全切除及阴道前后壁修补术 适用于年龄较大、无需考虑生育功能的患者，但重度子宫脱垂患者的术后复发概率较高。

（3）阴道封闭术 适用于老年体弱不能耐受较大手术者。

（4）盆底重建术 通过吊带、网片和缝线将阴道穹窿或宫骶韧带悬吊固定骶骨前或骶棘韧带等可承力的部位，经阴道、经腹腔镜或经腹完成。经腹或腹腔镜下加用补片的骶前固定术、经阴道骶棘韧带固定术和高位骶韧带悬吊术为国际公认的非宫颈延长的重度子宫脱垂的有效术式。

四、护理

（一）术前护理

（1）术前Ⅰ度子宫脱垂者，需指导坐浴，每天2次；Ⅱ或Ⅲ度者，可指导定期冲洗阴道，并将抗生素涂抹在患处。严格控制冲洗液温度为40～43℃，再将脱垂组织塞回阴道，保持30分钟平卧姿势。

（2）指导其遵医嘱口服抗生素，杀灭肠道细菌，降低感染概率。

（3）术前3天根据患者饮食习惯合理调整饮食结构，提供易消化、清淡流食，术前24小时禁食补液，手术当天灌肠，保证肠道清洁。

（二）术后护理

（1）术后协助患者采用平卧位降低外阴阴道的张力，促进伤口的愈合。鼓励床上锻炼，如踝泵运动，预防血栓的发生。

（2）手术治疗后患者阴道内会塞上纱布，会阴部位存在程度不一的疼痛感及坠胀感，应告知患者这种疼痛感属于正常，针对轻微疼痛的患者实施疼痛转移护理，指导患者及家属正确地使用镇痛泵。

（3）尿管护理　每日予以会阴擦洗，预防感染。在持续导尿6天后夹壁尿管定时开放，术后第7天拔管，拔除尿管后指导患者大、小便。

（4）出院前的指导　指导患者多休息，术后1个月尽量避免下蹲、提重物等增加腹压的动作，减少感染及出血等引起的延误切口愈合现象的出现；术后3个月禁止盆浴，每天清洁会阴部位，一旦存在不适立即回院复查。

第十四章

妇科腹部手术

第一节 腹式子宫颈癌

宫颈癌是妇科常见恶性肿瘤之一，肿瘤细胞可侵犯盆腔器官及淋巴结，行广泛性子宫切除及盆腔淋巴清扫术是主要治疗方式。目前有腹腔镜与开腹广泛性子宫切除及盆腔淋巴清扫术两种术式，腹腔镜手术由于受设备价格昂贵及操作技术难度大等影响，仍然在多数医院未能开展。腹式手术仍然为主要术式。常用的麻醉方式是全身麻醉，术中体位为仰卧位。相对腹腔镜手术腹式手术创伤性更大，术中容易发生输尿管等局部器官的损伤；术中出血量较多；患者心理压力较大，对疾病本身和手术认识不足的情况普遍存在。手术创伤性较大又容易引起术中、术后多种并发症的发生，因此术前、术后护理极为重要。

一、术前护理常规

（一）术前综合评估

护理人员对患者心理状况、身体状况、对手术的知情情况等进行综合评估，实施护理做到心中有数、有的放矢。

（1）心理状况 对疾病的认识程度，有无焦虑、是否知晓病情、自我形象接受程度。

（2）一般评估 意识、生命体征、皮肤完整性、饮食、排泄、睡眠情况等。

（3）专科评估 评估阴道有无流血，流血量、颜色和状态。既往妇科检查发现、宫颈细胞学检查结果。

（4）营养状况 有无贫血、消瘦、低蛋白血症等。

（5）了解有无并发症 有无高血压、心脏病、糖尿病及慢性支气管炎等。

（6）安全评估 评估跌倒、坠床、压疮、导管滑脱等高危因素。

（二）相关知识宣教

如患者已知患有恶性肿瘤，则对手术范围、围手术期可能发生的并发症进行解释，指导患者树立战胜疾病的信心；如患者不知道所患疾病情况，可侧重于对手术本身相关知识宣教，不对疾病具体情况进行解释。

（三）心理护理

患者对手术普遍存在恐惧、焦虑等心理，加之恶性肿瘤的影响，容易出现担心手术不成功、术后复发、手术会导致家庭经济负担加重、术后影响性生活等心理变化，护理人员要善于和患者交流，引导患者说出担忧和恐惧的问题，有针对性地进行心理干预，开导患者正确面对。

（1）建立良好护患关系，鼓励患者说出对心理的感受，给予心理支持。

（2）向患者介绍治疗概况和手术成功案例，帮助患者增强信心和安全感，保持心情舒畅。

（3）告知术前术后注意事项，帮助患者以良好的心态接受手术。

（4）指导患者戒烟酒、练习深呼吸、有效咳嗽、床上排便、踝泵运动等。

（5）术前有慢性贫血、体质较差患者，可指导进食高能量、高营养、易消化饮食，改善营养状况。

（6）常规进行肝、肾等重要脏器的功能检查及评估，协助医师完善各项必要的检查和化验，如宫颈活检、阴道清洁度检查、心电图、B 型超声、胸部 X 线、核磁、CT 检查等。

（四）术前常规准备

（1）经腹全子宫切除术者，术前三天每天用 0.5% 的碘伏溶液擦洗阴道，每日 1 次，共 3 次；手术当日须再次行碘伏擦洗阴道，避免发生术后感染。

（2）术前一天进半流质饮食，晚饭减量，22:00 后禁食、水，睡前常规清洁灌肠，保证肠道清洁。

（3）术前 1 天遵医嘱完成抗生素皮试，行术前准备，如备皮、备血、沐浴等。

（4）手术当日晨排空大、小便，更换衣服，去除身上的饰物及义齿等。

（5）根据术中需要留置胃管、尿管，并告知留置目的，取得患者配合。

（6）术晨测生命体征，与手术室护士核查手术部位，做好身份识别。生命体征如有异常及时报告医生并记录。

二、术后护理常规

（一）全麻体位护理

（1）患者术后给予去枕平卧，头偏向一侧，防止呕吐引起窒息。

（2）给予持续低流量吸氧及心电氧饱和度监测，保持呼吸道通畅，观察有无舌后坠及痰液堵塞情况，术后 4 小时保持患者神志清醒，可采取呼唤、轻拍或按摩等方式刺激患者保持清醒，以免患者熟睡后影响呼吸功能。

（二）病情观察

（1）术后 0.5~1 小时观察并记录 1 次生命体征及液体出入

量，6 小时平稳后转为常规观察护理，术后 24 小时内严密观察生命体征变化，出现异常及时告知医生进行处理。

（2）密切观察伤口及阴道出血情况，注意腹部切口有无渗出、敷料是否干燥、阴道流血情况。

（3）术后注意合理固定引流管，观察腹腔引流管及阴道 T 管、导尿管引流物颜色、性质、量等，有异常及时告知医生；腹腔引流管局部每天消毒 1 次，外阴部每天消毒 2 次；能进食后指导患者多饮水，起到自然冲洗尿道的作用；术后留置尿管需保留 7～14 天，期间指导患者做盆底肌肉锻炼；拔管前 3 天每 1～3 小时开放尿管 1 次，以促进膀胱功能的恢复。

（4）根据患者的情况，认真听取患者主诉，及时给予止痛处理，教会患者正确使用止疼泵，安抚患者，转移注意力，必要时给予止痛药物。

（5）术后要观察阴道及切口位置有无出血；拔除导尿管后有无尿潴留发生，可指导患者自行排尿、听水声排尿等；术后肠胀气等并发症发生多因术中肠管受到激惹使肠蠕动减弱所致，术后患者呻吟可咽入大量不易被肠黏膜吸收的气体而加重腹胀；可鼓励早期下床活动，促进其排出及吸收。

（三）用药护理

告知患者药物的名称、作用及不良反应。

（四）饮食护理

术后早期禁食，肠道通气恢复后可进食少量高蛋白、高热量、易消化流质饮食；根据需要逐渐开始进食半流质饮食；术后 24 小时后可鼓励患者下床活动，改善胃肠功能，预防或减轻腹胀。

（五）术后活动指导

鼓励患者早期活动，讲解术后早期活动的意义，指导卧床患者踝泵运动，深呼吸，多翻身，以防发生压疮、肺部感染及下肢静脉血栓等并发症。嘱患者渐进性增加活动量。

（六）出院指导

出院后可根据身体恢复状况进行适当运动；鼓励患者参加力所能及的社会活动；性生活可根据术后身体恢复状况进行；嘱定期复查，需要行放化疗的患者要指导其及时来院。

第二节 子宫肌瘤

针对子宫肌瘤的治疗，临床主张手术介入。随着现代医学的不断进步，微创技术发展至今已较为完善，因其具备术中出血量低、术后恢复快等优点，获临床广泛关注。子宫肌瘤疾病应用腹腔镜行肌瘤切除，可直接作用于病灶，一定程度保证患者子宫完整。围手术期相应护理干预不仅可提升患者手术耐受，亦利于患者术后恢复，综合预后佳。

一、术前护理常规

（一）术前综合评估

患者入院当天予以系统检查，行术前诊断，评估其手术耐受程度。护理人员要了解患者既往月经史、婚育史，是否有不孕或自然流产史，评估并记录是否存在长期使用女性性激素的诱发因素，药物过敏史、饮食及生活习惯等。

（二）身体状况

测量患者体温、脉搏、血压、呼吸，了解患者基本情况，对生命体征出现异常的患者需要及时报告医生并查明原因，积极处理后方可手术。

（三）全身情况

评估患者有无合并全身慢性疾病，有无高血压、心脏病、糖尿病及慢性支气管炎等。评估患者营养状况，有无贫血、消瘦、低蛋白血症等。

（四）专科评估

评估阴道有无流血及流血量、颜色和状态，既往妇科检查发现，宫颈细胞学检查结果。

（五）安全评估

评估跌倒、坠床、压疮、导管滑脱等高危因素。

（六）心理护理

（1）建立良好护患关系，鼓励患者说出对心理的感受，给予心理支持。

（2）向患者介绍治疗概况和手术成功案例，帮助患者增强信心和安全感，保持心情舒畅。

（3）告知术前术后注意事项，帮助患者以良好的心态接受手术。

（七）术前健康指导

指导患者戒烟、酒，练习深呼吸，有效咳嗽，床上排便，踝泵运动等。

术前有慢性贫血、体质较差患者，可指导进食高热量、高营养、易消化饮食，改善营养状况。

（八）术前常规准备

（1）经腹全子宫切除术者，术前三天每天用0.5%的碘伏溶液擦洗阴道，每日1次，共3次；手术当日需再次行碘伏擦洗阴道，避免发生术后感染。

（2）术前一天进半流质饮食，晚饭减量，22：00后禁食、水，睡前常规清洁灌肠，保证肠道清洁。

（3）术前1天遵医嘱完成抗生素皮试，行术区皮肤备皮（对患者肚脐周围皮肤进行清洁），完善术前准备，备血，沐浴等。

（4）手术当日晨排空大、小便，更换衣服，去除身上的饰物及义齿等。

（5）若术中需要留置胃管、尿管，需告知留置目的，取得患者配合。

（6）术晨测生命体征，与手术室护士核查手术部位，做好身份识别。生命体征如有异常及时报告医生并记录。

二、术中护理

（1）护理人员仔细检查手术器械、药品等是否准备齐全，调节好手术室温、湿度。

（2）术中密切关注患者生命体征变化，注意输液护理。

三、术后护理常规

（一）全麻体位护理

（1）患者术后给予去枕平卧，头偏向一侧，防止呕吐引起窒息。

（2）术后密切监测患者生命体征变化，给予持续低流量吸氧及心电、氧饱和度监测，保持呼吸道通畅，观察有无舌后坠及痰液堵塞情况，术后4小时保持患者神志清醒，可采取呼唤、轻拍或按摩等方式刺激患者保持清醒，以免患者熟睡后影响呼吸功能。

（二）病情观察

（1）术后0.5~1小时观察并记录1次生命体征及液体出入量，6小时平稳后转为常规观察护理，术后24小时内严密观察生命体征变化，出现异常及时告知医生进行处理。

（2）密切观察患者创口有无再出血情况，并予以相应抗生素支持，预防患者创口感染等不良事件发生。注意腹部切口有无渗出、敷料是否干燥及阴道流血情况。

（3）术后注意合理固定引流管，观察腹腔引流管、导尿管引流物颜色、性质、量等，有异常及时告知医生；腹腔引流管局部每天消毒1次，外阴部每天消毒2次；能进食后指导患者多饮水，起到自然冲洗尿道的作用；术后留置尿管需保留24~48小时。

（4）根据患者的情况，认真听取患者主诉，及时给予止痛处理，教会患者正确使用止疼泵，安抚患者，转移注意力，必要时给予止痛药物。

①切口疼痛：大多数患者在出院时其切口还可能会存在轻微的疼痛，且切口时不时有针刺样痛属于正常的情况，若是患者感觉到切口部位有明显的疼痛感，需要检查切口部位是否出现红肿等情况，来判断切口是否发生感染，若是仅仅只发生了红肿症状，则患者可以自行购买红外线灯泡来对腹部进行照射，每次照射 20 分钟，每天照射两次即可。若患者观察到切口部位出现脓液，需要及时前往医院进行换药。

②排尿疼痛：大部分患者在子宫肌瘤手术后都不会出现排尿疼痛症状，只有极少数患者在术后排尿时腹部可能会出现放射性疼痛症状。出现这种情况的原因可能是由于手术引起的，因膀胱部位与子宫部位比较近，当患者存在盆腔粘连的情况下，在分离膀胱与子宫部位时，可能存在些许的擦伤情况，不用采取治疗，在数日之后便可自行恢复。患者在术后需要多喝白开水，感觉到尿意之后需立即排尿，不要憋尿，比如排尿时感疼痛，可能是发生了泌尿道感染。症状减轻的患者只需每日多喝白开水，等待病情自愈；而症状较为严重的患者则需要前往医院进行治疗。

③腰部疼痛：术后患者可能会感到腰部轻微的酸痛感，在术后休养一段时间后症状会自行好转，若是有明显的酸痛症状且长久不愈，则需要及时前往医院进行检查，避免出现麻醉后遗症，在必要情况下可遵照医嘱服用药物进行治疗。

（5）并发症的观察及护理 术后要观察阴道及切口位置有无出血；拔除导尿管后有无尿潴留发生，可指导患者自行排尿、听水声排尿等；术后肠胀气等并发症发生多因术中肠管受到激惹使肠蠕动减弱所致，术后患者呻吟可咽入大量不易被肠黏膜吸收的气体而加重腹胀；可鼓励患者早期下床活动，促进其排出及吸收。

四、健康教育

大部分患者在手术治疗后会因照顾不周或护理不周而出现感

染的情况。

（一）饮食干预

充分保障患者营养摄取，以抗感染支持、卧床综合征预防性护理等手段，帮助患者降低术后并发症发生率。子宫肌瘤手术后不宜过早进食，需要在患者肛门充分排气之后才可开始进食和喝水。若是患者无明显异常情况，则可进食少量的菜汤、米汤、流食等食物，在患者身体慢慢恢复之后才可以开始进食普通食物，但需要注意不能暴饮暴食，多食用水果、绿色蔬菜、鸡蛋、瘦肉等食物。在日常生活中宜多清淡饮食，保持大便通畅，若是患者出院后因饮食不调而出现了便秘，则很可能会导致阴道残端的缝合部位变薄，从而会有大出血的风险。

（二）术后清洁

在患者出院后，需要保持手术切口部位的干燥，在出院一周之后再进行淋浴，但是需要注意要避免盆浴，减少切口感染的风险。因此在出院后一周内，患者应当使用湿毛巾擦拭全身，且每晚睡前使用干净的水清洁会阴。

（三）生活适应

子宫肌瘤手术之后患者需要禁止性生活，持续一个月，并在手术后两个月、三个月来院复查，在检查结果表明患者身体完全恢复之后便可进行正常的性生活。但是子宫肌瘤患者自身会因心理和生理方面的影响而出现一系列问题，而患者还会受到其家人以及性伴侣的影响，认为自己不再是一个完整的女性，也担心自己不会再有性生活，也担心丈夫不会再关爱她。在患者发现自身心理出现问题之后，需要及时与医师以及护理人员取得联系，并向医院医护人员说出内心的疑问，消除心理上不必要的顾虑，这样能够让性生活达到美满、和谐，因此患者需要在术后保持良好的心态最为重要。

（四）出院指导

出院后可根据身体恢复状况进行适当运动；鼓励患者参加力

所能及的社会活动；性生活可根据术后身体恢复状况进行；嘱定期复查。

第三节　子宫内膜癌

一、术前护理

（一）术前综合评估

（1）健康史　收集病史时应高度重视患者的高危因素，如老年、肥胖、绝经期推迟、少育、不育以及停经后接受雌激素补充治疗等病史；询问近亲家属中是否有乳腺癌、子宫内膜癌、林奇综合征等病，高度警惕育龄期妇女曾用激素治疗效果不佳的月经失调史。对确诊为子宫内膜癌者，需详细询问并记录发病经过、有关检查治疗及出现症状后机体反应等情况。

（2）心理–社会状况　评估患者心理反应，对疾病及治疗的了解程度等，以及患者家属对患者的关心程度。

（3）一般评估　意识、生命体征、皮肤完整性、饮食、排泄、睡眠情况等。

（4）评估营养状况　晚期癌患者常伴全身症状，表现为贫血、消瘦、恶病质、发热及全身衰竭等情况。

（5）观察要点

①观察患者阴道出血量、颜色及持续时间，有无腹部胀痛。

②观察患者生命体征。

③告知术前术后注意事项，帮助患者以良好的心态接受手术。早期患者妇科检查时无明显异常。随病程进展，妇科检查可发现子宫增大，绝经后阴道流血则是最典型的症状，通常出血量不多，绝经后患者可表现为持续或间歇性出血。约有25%患者因阴道排液异常就诊。

（二）术前准备

（1）手术者于术前一日完成沐浴、更衣等个人卫生后开始进行手术区域皮肤准备。备皮范围为上至剑突下，下至两侧大腿上1/3包括外阴部，两侧至腋中线。备皮完毕后用温水洗净、拭干，如行全子宫切除术在备皮的同时行阴道准备。在术前3天开始进行阴道冲洗，常用0.5%的碘伏。如行腹腔镜手术还需注意肚脐孔卫生清洁，用松节油清洁，用清水擦洗。

（2）术前一天进半流质饮食，晚饭减量，22：00后禁食、水，睡前常规清洁灌肠，保证肠道清洁。或根据手术情况口服泻剂，部分患者术前1日需进行清洁灌肠，直至排出的灌液中无大便为止。

（3）经腹全子宫切除术者，术前三天每天用0.5%的碘伏溶液擦洗阴道，每日1次，共3次；手术当日需再次行碘伏擦洗阴道，避免发生术后感染。

（4）术前1天遵医嘱完成抗生素皮试，行术前备血、沐浴等。

（5）手术当日晨排空大、小便，更换衣服，去除身上的饰物及义齿等。

（6）根据术中需要留置胃管、尿管，并告知留置目的，取得患者配合。

（7）术晨测生命体征，与手术室护士核查手术部位，做好身份识别。生命体征如有异常及时报告医生并记录。

二、术后护理常规

（一）体位护理

患者术后给予去枕平卧，头偏向一侧，防止呕吐引起窒息。给予持续低流量吸氧及心电氧饱和度监测，保持呼吸道通畅，观察有无舌后坠及痰液堵塞情况，术后4小时保持患者神志清醒，可采取呼唤、轻拍或按摩等方式刺激患者保持清醒，以免患者熟睡后影响呼吸功能。

（二）术后遵医嘱给予心电监护

术后密切监测患者生命体征，返回病房当即测量体温、呼吸、心率、血氧饱和度、血压；之后30分钟、1小时、2小时、

3 小时再次测量呼吸、心率、血氧饱和度、血压。停心电监护后，小夜班、大夜班、次日白班各测量体温、呼吸、脉博、血压 1 次。观察切口敷料有无渗血、渗液等。

（三）心理和社会护理

心理护理是临床舒适护理中必不可少的一个环节。癌症患者不仅面对巨大的生理疼痛，加上对于癌症的恐惧，对巨额医疗费用的担心，会有焦虑、恐惧、抑郁心理，护理时首先要对患者的生理、心理、社会状况进行全面评估，因人而异，针对性地加强对患者的护理，对于患者的不适及压力要耐心细致地倾听，并且要给患者讲解疾病相关知识，让患者能够正确面对疾病，向患者介绍已经成功治愈的病例，帮助患者树立战胜疾病的信心，积极治疗。

（四）病情观察

（1）术后 0.5～1 小时观察并记录 1 次生命体征及液体出入量，6 小时平稳后转为常规观察护理，术后 24 小时内严密观察生命体征变化，出现异常及时告知医生进行处理。

（2）密切观察伤口及阴道出血情况，注意腹部切口有无渗出及敷料是否干燥及阴道流血情况。

（3）导管护理 患者术后常留置引流管。插管不仅给患者带来生理痛苦，还增加术后感染率。对患者要有耐心，要熟练掌握插管步骤，严格按规程插管，最大限度地减轻插管所带来的痛苦。观察腹腔引流管及阴道 T 管、导尿管引流物颜色、性质、量等，有异常及时告知医生；腹腔引流管局部每天消毒 1 次，外阴部每天消毒 2 次；能进食后指导患者多饮水，起到自然冲洗尿道的作用；术后留置尿管需保留 7～14 天，期间指导患者做盆底肌肉锻炼；拔管前 3 天每 1～3 小时开放尿管 1 次，以促进膀胱功能的恢复。

（4）疼痛护理 根据患者的情况，认真听取患者主诉，及时给予止痛处理，教会患者正确使用止疼泵，安抚患者，转移注意力，必要时给予止痛药物。在子宫内膜癌手术治疗过程中使用围手术期整体护理干预，能够有效地提高患者的护理满意率，缓解患者疼痛。

（5）并发症的观察及护理　术后要观察阴道及切口位置有无出血；拔除导尿管后有无尿潴留发生，可指导患者自行排尿、听水声排尿等；鼓励患者早期自主活动，预防术后肠胀气、下肢静脉血栓等并发症发生。

三、健康教育

（1）术中肠管受到激惹使肠蠕动减弱所致，术后患者呻吟可咽入大量不易被肠黏膜吸收的气体而加重腹胀；可鼓励早期下床活动，促进其排出及吸收。术后鼓励患者主动或被动活动肢体，穿弹力袜，预防下肢深静脉血栓。观察患者下肢有无肿胀、疼痛等症状，遵医嘱使用抗凝药等。

（2）个人卫生　指导患者保持会阴清洁，勤更换卫生垫、内裤，术后三个月禁止性生活及盆浴。

（3）向患者讲解随访的重要性　术后 2~3 年每 3 个月随访 1 次，3 年后每 6 个月 1 次，5 年后每年 1 次。

第四节　卵巢癌

一、术前护理

（一）评估和观察要点

（1）健康史　早期患者无特殊症状，通常妇科检查中发现肿块而入院，评估患者年龄、婚育史、月经史情况；是否合并其他疾病，如肥胖、高血压、糖尿病等。

（2）心理–社会状况　评估患者心理反应，介绍手术对疾病的重要性及优点和实施的原因，对疾病及治疗的了解程度及手术后的成功率，以及患者家属对患者的关心程度，消除患者焦虑、恐惧的心理。

（3）一般评估 意识、生命体征、皮肤完整性、饮食、排泄、睡眠情况等。

（4）评估营养状况 有无贫血、消瘦、低蛋白血症等。

（5）观察要点

①观察患者有无腹部胀痛及胃肠不适等症状。

②观察患者血压、血化验结果。

③告知术前术后注意事项，帮助患者以良好的心态接受手术。

（二）术前健康指导

（1）指导患者戒烟、酒，练习深呼吸，有效咳嗽，床上排便，踝泵运动等。

（2）介绍疾病相关知识。

（3）术前有慢性贫血、体质较差患者，可指导进食高能量、高营养、易消化饮食，改善营养状况。

（三）术前常规准备

（1）手术者于术前一日完成沐浴、更衣等个人卫生后开始进行手术区域备皮，范围为上至剑突下，下至两侧大腿上 1/3 包括外阴部两侧至腋中线。备皮完毕后用温水洗净、擦拭。

（2）术前三天每天用 0.5% 的碘伏溶液擦洗阴道，每日 1 次，共 3 次；手术当日需再次行碘伏擦洗阴道，避免发生术后感染。

（3）术前一天进半流质饮食，晚饭减量，22：00 后禁食、水，睡前常规清洁灌肠，保证肠道清洁。

（4）术前 1 天遵医嘱完成抗生素皮试，术前行充分备血。

（5）手术当日晨排空大、小便，更换衣服，去除身上的饰物及义齿等。

（6）根据术中需要留置胃管、尿管，并告知留置目的，取得患者配合。

（7）术晨测生命体征，与手术室护士核查手术部位，做好身份识别。生命体征如有异常及时报告医生并记录。

二、术后护理常规

(一)体位护理

(1)患者术后给予去枕平卧,头偏向一侧,防止呕吐引起窒息。

(2)给予持续低流量吸氧及心电监护加氧饱和度监测。

(3)保持呼吸道通畅,观察有无舌后坠及痰液堵塞情况。

(4)术后4小时保持患者神志清醒,可采取呼唤、轻拍或按摩等方式刺激患者保持清醒,以免患者熟睡后影响呼吸功能。

(二)心理和社会护理

心理护理是临床舒适护理中必不可少一个环节。癌症患者不仅面对巨大的生理疼痛,加上对于癌症的恐惧,对巨额医疗费用的担心,会有焦虑、恐惧、抑郁心理。

(1)护理时首先要对患者的生理、心理、社会状况进行全面评估,因人而异针对性地加强对患者的护理。

(2)对于患者的不适及压力要耐心细致地倾听,并且要给患者讲解疾病相关知识,让患者能够正确面对疾病。

(3)向患者介绍已经成功治愈的病例,帮助患者树立信心,积极治疗。

(4)给予患者充分的尊重,动员患者家属及社会的支持力量,使患者感受家庭和社会的温暖。

(三)生理舒适护理

(1)确保病房环境、光线、温度、湿度、声响适宜,确保患者对周围环境的舒适感。

(2)帮助患者清理身上的血迹、碘迹,保持患者病床和皮肤干燥、清洁。

(3)帮助患者采取舒适体位,并根据病情和耐受程度及时更换体位。

（4）鼓励患者尽早下床活动，促进胃肠蠕动，降低并发症发生率。

（四）呼吸护理

患者采用全麻麻醉方式，术后易出现肺部感染等呼吸问题。

（1）护理时要密切观察患者呼吸频率、节律，并注意缺氧征兆。

（2）术后患者安排到病房要先取平卧位，待清醒且生命体征稳定后可半卧位，床旁备吸痰器。

（3）对痰黏稠不易咳出者，可行雾化吸入。定时协助患者翻身并指导患者有效咳嗽、咳痰、深呼吸，防止发生肺不张。

（五）疼痛护理

疼痛是卵巢癌患者术后常见症状，会严重影响患者的术后恢复。护理时应根据患者疼痛程度采取不同措施。

（1）疼痛较轻时可通过转移注意力、交谈、听音乐并保持病室内环境温馨、舒适等方式予以缓解，必要时可采用药物对症处理。

（2）舒适护理是一种整体的、高效、个体化的新型护理模式，可降低患者的不愉快程度，不仅能帮助患者减轻生理疼痛，缓解压力，增加患者的安全感、被尊重感，帮助患者在生理、心理、精神上达到一种舒适、愉悦状态，而且有利于患者积极配合治疗。

（六）导管护理

卵巢癌患者术后常留置引流管。插管不仅给患者带来生理痛苦，还增加术后感染率。对患者要有耐心，要熟练掌握插管步骤，严格按规程插管，最大限度减轻插管所带来的痛苦。

（1）观察腹腔引流管及阴道 T 管、导尿管引流物颜色、性质、量等，有异常及时告知医生。

（2）腹腔引流管局部每天消毒 1 次，外阴部每天消毒 2 次。

（3）能进食后指导患者多饮水，起到自然冲洗尿道的作用；

术后留置尿管需保留 7～14 天，期间指导患者做盆底肌肉锻炼。

（4）拔管前 3 天每 2～3 小时开放尿管 1 次，以促进膀胱功能的恢复。

（七）并发症的观察及护理

（1）术后要观察腹部切口位置有无出血。

（2）观察拔除导尿管后有无尿潴留发生，可指导患者自行排尿、听水声排尿等。

（3）术后肠胀气等并发症发生多因术中肠管受到激惹使肠蠕动减弱所致，术后患者呻吟时可咽入大量不易被肠黏膜吸收的气体而加重腹胀，应鼓励患者尽早活动，促进肠胃蠕动，减轻肠胀气。

第十五章

妊娠滋养细胞疾病

第一节 葡萄胎清宫术

葡萄胎是一种滋养细胞的良性病变，可分为完全性葡萄胎和部分性葡萄胎两类，其中以完全性葡萄胎多见。葡萄胎病理检查，病变局限于子宫腔内膜层，不侵入肌层，也不发生远处转移。

一、治疗

（一）清宫术

葡萄胎一经临床诊断应及时清除子宫腔内容物，一般选用吸刮术。由于清宫时出血多，子宫大而软，容易穿孔，所以应在手术室进行，在输液、备血准备下，充分扩张颈管，选用大号吸管吸引，待大部分葡萄胎组织吸出、子宫明显缩小后，改用刮勺轻柔刮出。为了减少出血和预防子宫穿孔，推荐在充分扩张宫颈管和开始吸宫后使用缩宫素。对于子宫大于妊娠 12 周或术中感到一次性刮净困难者，可于一周后行二次刮宫。卵巢黄素化囊肿在葡萄胎清宫后会自行消退，一般不需要处理。

（二）预防性化疗

预防性化疗可降低高危葡萄胎发生妊娠滋养细胞肿瘤的概

率，因此预防性化疗仅适用于有高危因素和随访困难的完全性葡萄胎患者。预防性化疗应在葡萄胎排空前或排空时进行，选用单一药物，一般为多疗程化疗至 HCG 阴性。部分性葡萄胎不用预防性化疗。

（三）子宫切除术

单纯的子宫切除术不能预防葡萄胎发生子宫外转移，所以最少应用，除非患者合并其他需要切除子宫的指征，绝经前妇女应保留两侧卵巢，当子宫小于妊娠 14 周大小时可直接切除子宫，手术后仍需定期随访。

二、术前护理常规

（一）术前综合评估

患者入院当天予以系统检查，行术前诊断，评估其手术耐受。护理人员要了解患者既往月经史，本次妊娠早孕反应发生的时间及程度，有无阴道出血等。若有阴道出血，应询问阴道出血的量、性质、时间、是否伴有腹痛，并询问是否有水疱状物质排出，询问患者及其家属的既往疾病史，包括滋养细胞疾病史。

（二）身心状况

测量患者体温、脉搏、呼吸、血压，了解患者基本身体情况，对生命体征出现异常的患者需要及时报告医生并查明原因，积极处理后方可手术。评估患者的心理承受能力，讲解病情，说明尽快清宫手术的必要性。对表现出对清宫手术的恐惧、焦虑情绪给予安抚和疏导。

（三）专科评估

观察和评估腹痛和阴道流血情况，阴道出血多时，密切观察血压、脉搏、呼吸等生命体征。观察每次阴道排出物，一旦发现有水疱状组织要送病理检查，并保留会阴垫，以评估出血量及流出物的性质。

（四）常规检查

清宫术前首先完善全身检查，注意有无休克、子痫前期、甲状腺功能亢进及贫血表现。常规进行肝、肾等重要脏器的功能检查及评估，协助医师完善各项必要的检查和化验，阴道清洁度检查、心电图、B 型超声等检查。

（五）术前常规准备

术前嘱患者排空膀胱，配血，建立有效的静脉通道，准备缩宫素、抢救药品及物品，以防大出血造成的休克。

三、术中护理

术中严密观察血压、脉搏、呼吸，有无休克征象；注意观察有无羊水栓塞的表现，如呼吸困难、咳嗽等。葡萄胎清宫一次不易吸刮干净，一般于一周后再次刮宫。

四、术后护理

术后注意观察阴道出血及腹痛情况，由于组织学检查是葡萄胎的最终诊断依据，每次刮出物（选取靠近宫壁的葡萄状组织）必须送组织学检查。

（一）健康教育

正规的治疗和随访是根治葡萄胎的基础，要重视监测 HCG 的意义。指导患者摄取高蛋白、富含维生素 A、易消化饮食，适当活动，保证充足的睡眠时间和质量，以改善机体的免疫功能；保持外阴清洁，刮宫术后 1 个月禁性生活及盆浴以防感染。

（二）随访指导

葡萄胎患者清宫后必须定期随访，可早期发现妊娠滋养细胞肿瘤并及时处理。随访内容包括以下几个方面。

（1）血 HCG 定期测定　葡萄胎清宫术后，每周随访一次，直至连续 3 次阴性，以后每月一次共 6 个月，然后再每 2 个月 1 次共 6 个月，自第一次阴性后共计一年。

（2）询问病史　注意月经是否规律，有无阴道异常出血、咳嗽、咯血及其他转移病灶。

（3）定期妇科检查　可选择 B 超、X 线胸片或 CT 检查等。

（三）避孕指导

葡萄胎患者随访期间应可靠避孕。由于葡萄胎后滋养细胞肿瘤极少发生在 HCG 已正常，也不需要考虑终止妊娠。但妊娠后，应在妊娠早期作超声检查和 HCG 测定，以明确是否妊娠，产后也需 HCG 随访至正常。避孕方法可选用阴茎套或口服避孕药。不选用宫内节育器，以免混淆出血的原因或造成穿孔。

第二节　滋养细胞肿瘤脑转移

恶性滋养细胞肿瘤患者合并脑转移，在临床上较常见，其来势凶猛、抢救困难、死亡率高，是恶性滋养细胞肿瘤死亡的一大原因，约占 50%，特别是绒癌，为一高度恶性肿瘤。它的特点是发展快，转移早且广泛，绒癌脑转移是绒癌致死的第一位原因。

一、治疗及护理

（一）控制液体摄入量即输液速度，预防脑疝发生

绒癌脑转移患者多伴有颅内高压，因此降低颅内压对防止脑疝发生十分重要，临床上多给予脱水剂治疗，一般采用甘露醇注射液，必要时使用地塞米松磷酸钠注射液，每 4 ~ 6 小给药一次，待症状缓解后逐步停药。

由于脑转移患者发作时多数不能进食，需补液，而且大多数药物需从静脉供给，易造成补液量过多，增加颅内高压或脑水肿，因此，每日要记录出入量，控制输液量即输液速度，输液与脱水剂交替使用，根据尿量进行调节，每日补液量为 2000 ~ 2500ml，在用脱水剂的同时要注意电解质平衡，限制钠盐摄入。

（二）对症处理

（1）患者常有剧烈头痛，甚至用撞头、捶头等方法来止痛，

这样会引起颅内出血，加重病情。应立即劝阻患者，安慰患者，可试用头部冷敷，转移患者的注意力，必要时给予盐酸哌替啶注射液等药物止痛，并配合使用脱水剂及止血药物。

（2）如有剧烈抽搐，要防止舌咬伤、坠床、反复抽搐以免加重脑组织缺氧，增加颅内出血危险；合理使用镇静剂、止血剂并给予氧气吸入。

（三）心理护理

脑转移患者往往提示病情危重，了解患者心理状态，有助于正确护理。脑转移的患者对疾病痊愈及个人生命延续表示绝望，再加上亲友频频探望，思想负担加重，我们应及时做好正面解释和暗示。

（1）利用典型的治愈成功病例教育患者，同时动员亲友协助做好安慰工作，解除患者的思想顾虑，增加患者战胜疾病的信心，争取患者主动配合。

（2）实施心理护理，提高患者战胜癌症的信心，提高疗效是十分重要的。

（四）预防感染

由于抗癌药物会引起造血系统抑制，表现为白细胞下降，严重者血小板减少，患者抵抗力降低，极易发生感染。化疗期间到化疗结束两周之内，预防感染十分重要，应采取以下预防措施。

（1）住单间病房，谢绝探视，保持室内空气新鲜，紫外线消毒病房。

（2）鼓励患者进食，给予高蛋白、高维生素、营养丰富、易消化的清淡饮食，以增强机体抵抗力。

（3）做好口腔护理，保持口腔清洁。不进生食，以防胃肠道感染。

（4）每日擦洗外阴 1～2 次，保持会阴部清洁、干燥，以防泌尿道感染。

（5）严格无菌操作，一切静脉穿刺处必须以碘酒、酒精消毒。

（6）注意观察患者全身有无出血点和感染病灶，以及体温变化，每日测体温3次。化疗期间血小板和红细胞每一、二周复查一次，白细胞和分类计数应每天或隔天复查，合理使用抗生素。

二、瘤栓期的护理

在患者确诊为脑转移后，除将患者移至单间病房外，还应由专人护理，室内温、湿度要适宜，光线要暗，避免强光刺激引起患者烦躁，继而引起患者紧张、头痛，应检查好急救药品，准备好腰穿、吸痰、吸氧用具及床档。

三、腰穿的护理

通过腰穿，可以对患者的颅内压进行诊断，并把药物注射到患者的脊髓腔内，治疗脑转移。腰穿是诊断和治疗的重要手段之一，因此，做好腰穿的护理是非常重要的。

（1）首先要摆好体位，患者取侧卧位，去掉枕头，背齐床沿，低头双手抱膝，腰部尽量向后凸，使椎间隙增宽。

（2）腰穿的部位，一般选择第3腰椎或第4腰椎间隙。

（3）做腰穿时，要严格无菌操作，以防感染。

（4）疑有颅内压升高或者体温升高的患者，暂不宜做腰穿。应先用20%甘露醇注射液250ml静脉滴注后（30分钟滴完），再进行腰穿。

（5）应注意在放脑脊液的同时，速度不宜过快，以防脑疝形成。

（6）在穿刺过程中，要注意观察患者的呼吸、脉搏、瞳孔及神志情况，发现异常，应立即停止操作进行抢救。

（7）留取脑脊液标本进行检查，一次留取的量不宜超过6ml，将标本分置于2个小瓶内（每小瓶内放入0.5~0.8ml）。一瓶查脑脊液HCG，一瓶查脑脊液蛋白定量，同时取静脉血2ml，查血 HCG。

（8）患者做好腰穿后，应呈头低脚高位 6 小时后方可恢复平卧，以便药液经脊髓腔流入颅内，使药液迅速作用（如为脊髓下段转移平卧即可）。

（9）腰穿后，要经常巡视患者，观察患者病情变化，发现患者头痛严重时可给予镇静药、止痛药或脱水剂。

（10）腰穿虽然是一种常见的检查方法，但它有一定的危险性，特别是在患者不明白的情况下，要向患者做好解释工作，以取得患者更好地配合。

四、脑瘤期的护理

（1）患者进入脑瘤期，由于肿瘤压迫，造成突然抽搐时，应立即使用开口器，以防咬伤舌头，取下义齿，防止吞下义齿。

（2）抽搐后，患者常伴有恶心、呕吐，为防止患者误吸呕吐物，应使其去枕平卧，头偏向一侧并应用吸痰器，定时吸痰，以保持患者呼吸道通畅。

（3）还要注意患者是否有大、小便失禁，必要时留置导尿管。

（4）定时翻身、扣背，做好皮肤护理、口腔护理、准确记录出入量，详细填写好特别护理记录，并随时将病情变化准确无误地报告给医生。

第三节 滋养细胞肿瘤阴道转移

恶性滋养细胞肿瘤的特点是很早就通过血运转移至全身各处。最常见的转移部位是肺和阴道。阴道转移可以单独出现也可和肺转移同时存在。阴道转移瘤有出血破溃的可能性，严重大量的出血可致患者休克甚至死亡，但经过有效的治疗转移瘤可完全消失。因此，对阴道转移瘤患者要精心护理，严密观察病情，防止转移瘤破溃出血，一旦转移瘤出血，立即进行抢救。

（一）预防出血

（1）患者入院后立即应用氟尿嘧啶化疗，以便转移瘤尽快消失。

（2）做好大出血抢救的各种准备，备好无菌填塞包（内有弯盘1个，能拆成上、下两叶的阴道窥具1个，阴道拉钩1个，纱条2条，阴道钳1个，方纱2块及棉球若干块，导尿管2根）。云南白药或其他止血药消毒后装进喷雾器内备用。

（3）加强生活护理，避免引起转移瘤破溃出现的诱因出现，如便秘、尿潴留、剧烈的咳嗽、呕吐等。患者出现以上症状应及时做相应的处理，防止阴道转移瘤因腹压增加而出血。

（4）避免不必要的阴道检查及盆腔检查。如必须检查要先做指检，动作轻柔，防止操作过程中碰破转移结节。

（5）加强巡视，严密观察病情变化。

（二）大出血的抢救

（1）护士必须具有大出血抢救的基本常识，操作熟练，头脑冷静。

（2）阴道转移患者大出血时，立即将患者抬上平车推入治疗室并用双拳压迫腹主动脉以达到紧急止血的目的。通知主治医生，建立有效的静脉通路，准备好填塞用物，如患者出血量大、病情危急可在病床边进行填塞。纱布填塞应注意：①必须查清出血部位，用手指压住再填纱条，切忌盲目填塞，以免扩大破溃，引起更多出血，且填塞必须紧压出血处。②纱条填塞24小时需更换一次，换时即使血止，仍应继续填塞，否则随时可再次大出血，一般需填塞6~7天才可停止。③血止后不要过早阴道检查，以免再次引起出血。

（3）填塞过程中严密观察患者血压、脉搏、呼吸、面色的变化，防止休克的发生。

（4）立即抽取静脉血，通知血库配血。

（5）填塞后护理

①填塞后的患者需绝对卧床休息，要做好患者的生活护理，阴道填塞后阴道内张力增加压迫直肠使患者有便意，向患者解释清楚有便意的原因，避免患者反复坐起排便，使填塞的纱条脱落。

②阴道填塞后的患者要给予少渣饮食并保持大便通畅，便秘患者每晚可给予麻仁润肠丸 1 丸口服，也可给予开塞露或用 1% 肥皂水低压灌肠，以解除便秘。有呕吐和咳嗽的患者要及时用药对症处理，总之防止一切增加腹压的因素发生而诱发出血。

③加强巡视，注意患者填塞后阴道有无渗血，如渗血多要立即通知医生，必要时重新填塞。

④做好留置尿管的护理。阴道填塞的患者为防止填塞纱条脱落和患者小便污染纱条，需留置尿管。操作时严格无菌，每日用呋喃西林冲洗尿管，防止感染的发生。

⑤每日晨护要用盐水纱球或 1∶5000 新洁尔灭纱球擦洗外阴，保持外阴局部清洁。

⑥预防感染：监测体温变化，每日定时测量体温，并遵医嘱正确应用抗生素。

⑦准备每日更换阴道填塞用物（长期纱布填塞不换可导致感染）。

第四节　滋养细胞肿瘤膀胱转移

滋养细胞肿瘤是妇科常见肿瘤，恶性程度极高。膀胱转移虽然少见，却对妇女生命威胁很大，转移瘤很早就可通过血运转移或直接种植两种方式转移，膀胱转移其典型症状是大量肉眼血尿和排尿困难。因多数患者同时合并其他部位的转移，病情重且治疗过程复杂，护理工作量大。

一、膀胱出血及排尿护理

（1）恶性滋养细胞肿瘤膀胱转移的主要症状是大量肉眼血尿

及排尿困难。出血量过多可危及患者的生命。

①随时观察患者的排尿情况，在滋养细胞肿瘤膀胱转移患者护理工作中起着非常重要的作用。

②通过对患者排尿情况、尿量、尿颜色等观察，可以了解转移病灶出血程度及治疗效果。

（2）膀胱转移患者出现大量肉眼血尿时，需立即留置三腔尿管并持续开放，每小时记录尿量并观察尿色及性质。根据尿量、性质来判定出血量及尿管有无堵塞。膀胱内转移灶出血多，凝血块易堵塞尿管，每30分钟挤压1次尿管，挤压方法为由尿管近端同远端方向挤压，使大血块不易形成，并避免引起逆行感染，同时可用冰0.9%氯化钠注射液或加入止血药物持续冲洗膀胱，达到血管收缩减少出血量的目的。患者膀胱出血期间，除严密观察排尿情况外，还要认真听取患者主诉。随时测量血压、脉搏，注意皮肤温、湿度变化，防止出血性休克，每日测量体温三次，以便早期发现感染征兆。

（3）经过有效治疗，转移灶吸收、出血量减少即可拔除尿管，在拔尿管前，为恢复膀胱功能，应夹闭尿管，每3~4小时开放一次，1~2天拔除尿管，鼓励患者自行排尿。继续观察患者的尿量及性质，特别是在停用全身及局部化疗后一周左右，此时是病灶坏死脱落期，易引起再次大出血。此时应加强生活护理，嘱患者避免活动过猛或做剧烈运动。

二、膀胱灌注护理

（一）膀胱灌注治疗

膀胱灌注治疗是膀胱转移患者的主要治疗手段，通过膀胱内灌注氟尿嘧啶注射液，可以增加病灶局部药物浓度，增强疗效，减少全身化疗的药物用量，从而减轻毒副反应。

（二）膀胱灌注前

（1）护士应了解转移灶的大小、位置及膀胱出血情况，同时备好化疗药物，药物一般选择氟尿嘧啶注射液 500mg，盐水 50ml，总量小于 100ml。

（2）如果未保留尿管的患者灌注前需安置尿管，插尿管要缓慢、轻柔插入，见尿即可固定，防止尿管碰破转移灶，引起更大量的出血。

（3）排空膀胱中的尿液后开始膀胱灌注，灌注时尿管与注射器应衔接紧密，以免药液漏出造成药液剂量不足，影响化疗效果。

（4）推注药液时应缓慢，避免压力过大刺激病灶，引起出血，灌注完毕需保留尿管者，应先夹闭尿管，后接引流袋，以免药液流出。

（5）对于出血量少，排尿顺利无需保留尿管者，仍需夹闭尿管后再拔除。

（三）注意事项

操作的各个环节都应严格遵守无菌原则，防止医源性感染的发生。

（1）为使药液在膀胱内保持一定浓度，应尽可能减少入量，嘱患者少饮水，减少尿液形成。

（2）为使病灶能完全浸泡于药液中，让患者采取有效卧位，如果病灶在膀胱的前壁则采取俯卧位，在后壁采取仰卧位，30 分钟后取自由体位。

（3）药液在膀胱内留滞 4～6 小时后开放尿管，观察尿液性质及尿量。

（4）对未留置尿管的患者也应于灌注后 4～6 小时查看首次排尿情况。

三、介入治疗的护理

（1）选择性动脉插管化疗或栓塞在滋养细胞肿瘤膀胱转移治疗中起着重要作用。动脉化疗时药物直接送至肿瘤供血动脉，避免药物经肝、肾等组织时被破坏、排泄，保证高浓度。栓塞主要应用于转移灶大量出血，常规止血方法无效的患者，通过血管造影可以明确出血部位，快速准确地阻断血流达到止血目的。

（2）行动脉插管治疗前要做碘过敏试验，防止造影剂过敏。

①清洁外阴，刮去阴毛，双侧腹腔沟处应认真清洗，防止术后感染发生。

②栓塞完成后保留导管患者一般需进行 2~5 天的动脉化疗。

③化疗期间要绝对卧床，肢体尽量避免活动，防止导管移位。

④大量化疗进入臀上动脉，可引起臀部、会阴部皮肤潮红、溃疡、坏死，要随时观察患者臀部、会阴部皮肤颜色、温度。

（3）长时间保留导管易形成附壁血栓

①了解患者足背动脉搏动情况和双下肢皮肤温度、颜色及下肢是否疼痛，如发现异常及时与医生联系。

②化疗结束，拔管后，患者仍需卧床 24 小时，解除穿刺点的加压包扎后，方可下地活动，以免引起穿刺部位的血肿。

第五节　滋养细胞肿瘤肺转移

滋养细胞肿瘤是由胚胎滋养细胞变化而来，如葡萄胎、侵蚀性葡萄胎和绒毛膜癌等。其中侵蚀性葡萄胎及绒癌为恶性滋养细胞肿瘤。它是一种起源独特的妇科肿瘤，原发于子宫腔内，具有极强的亲血管性，并沿着血液循环途径向远处脏器播散，早期即可发生转移是其最大特点。在恶性滋养细胞肿瘤的转移中，肺部是最常发生转移的器官，根据大量临床资料分析，大约60%的恶性葡萄胎和80%以上的绒癌在首次就医时就已经发生肺转移，患者可出现咳嗽、胸痛、咳血等症状，甚至可引起呼吸困难。由于大剂量化疗的应用，对已发生脏器转移的患者带来了很大的治愈希望。做好相应护理，是保证各种化疗方案顺利完成的关键。

一、护理综合评估

（1）采集个人及家属的既往史，包括滋养细胞疾病史、药物使用史及药物过敏史。

（2）若既往曾患葡萄胎，应详细了解第一次清宫的时间、水疱大小、吸出组织物的量等。

（3）以后清宫次数及清宫后阴道流血的量、性质、时间、子宫复旧情况。

（4）收集血、尿 HCG 随访的资料。

（5）肺部 X 线检查结果。

（6）采集的时间、药物、剂量、疗效及用药机体的反应情况。

二、心理护理

因为化疗后副作用，患者常会莫名烦躁、自卑，而不良的情绪则是对患者一个恶性的刺激，护士应为患者提供舒适的病房环境和能轻松交流的沟通环境，指导家属更多陪伴并安慰患者，消除其孤独感，配合医护人员强化心理治疗，帮助患者度过脱发等引起的心理危险期。

三、化疗护理

（1）胃肠道反应　患者化疗后恶心频繁，偶有呕吐，且食欲不振。遵医嘱给予盐酸昂丹司琼注射液 8mg 静脉滴注。

（2）口腔溃疡　患者化疗期间口腔黏膜出现轻度溃疡，进食过程中感觉疼痛，从而影响食欲。遵医嘱给予淡盐水或康复新液漱口 6 次／日。也可以遵医嘱给予中药金银花泡茶饮。金银花具有解毒散痈、清热凉血的作用，每日泡水代茶饮既可减轻口腔溃疡，又能避免涂抹药膏治疗后引起的进食不便。

（3）骨髓抑制　是化疗药物不良反应的典型症状，早期可表现为白细胞尤其是粒细胞减少，严重时血小板、红细胞、血红蛋白均可降低，造成患者免疫力下降。若患者化疗期间体温升高，为避免体温继续升高，护理人员嘱咐患者多饮温开水，注意保暖，每日关闭好门窗，通风时为患者加盖衣被。病室内每日早晚通风 2 次，紫外线照射 1 次/日。

四、保护静脉

由于化疗需要长期进行，且化疗药物刺激性强，外渗后易引起静脉炎，所以护士在临床护理操作中要保护好静脉，应选择留置深静脉进行化疗药物的输注。

（1）化疗前用 0.9% 氯化钠注射液打开静脉通路，输液期间随时观察深静脉是否通畅，有无药物外渗。化疗后 0.9% 氯化钠注射液冲洗管壁，减少局部刺激。

（2）如发生静脉炎，穿刺点红、肿、疼且输液缓慢，护士应及时拔除并更换穿刺部位，指导患者在红肿部位用多磺酸黏多糖乳膏涂抹，水胶体贴敷，以达到祛瘀消肿、消炎止痛的目的。

五、用药护理

滋养细胞肿瘤化疗方案复杂、疗程长、药物剂量大、副反应强。要根据医嘱严格"三查七对"，正确稀释药物，联合用药时应根据药物性质排出先后顺序，认真记录用药时间，保证用药时间、剂量正确。甲氨蝶呤用药后给予亚叶酸钙解毒，放线菌素 D、注射用顺铂需要避光输注。

六、病情观察

严密观察患者腹痛及阴道流血情况，记录出血量，出血多时密切观察患者的血压、脉搏、呼吸，配合医生做好抢救工作，及时做好手术准备，动态观察并记录血 HCG 的变化情况，识别转移灶症状，发现异常立即通知医师并配合处理。有呼吸困难者给予半卧位并吸氧。按医嘱给予镇静剂及化疗药物。大量咯血时有窒息、休克甚至死亡的危险，应立即让患者取头低患侧卧位并保持呼吸道的通畅，轻击背部，排出积血。同时迅速通知医生，配合医生进行止血抗休克治疗。

七、健康教育

鼓励患者进食，向其推荐高蛋白、高维生素、易消化的饮食，以增强机体抵抗力。注意休息，不过度劳累，有肺转移症状出现时应卧床休息，待病情缓解后再适当活动。注意外阴清洁，防止感染，节制性生活，做好避孕指导。出院后严密随访，警惕复发。第一次在出院后 3 个月，然后每 6 个月 1 次至 3 年，此后每年 1 次至 5 年，以后可以每 2 年 1 次。随访期间严格避孕，应于化疗停止 ≥12 个月方可妊娠。

第十六章

妇科化疗

第一节　妇科常见化疗药物

妇科恶性肿瘤是妇科常见多发病之一，严重威胁女性身心健康。目前，临床治疗中仍采用化学药物治疗（简称化疗）作为重要治疗措施，但化疗会对机体正常细胞及组织造成损伤而产生一系列药物不良反应，影响治疗。因此，应加强预防患者可能出现的化疗药物不良反应，并给予恰当的护理干预，减轻患者痛苦，保证患者能高效、顺利地完成化疗。

一、注射用环磷酰胺

用于卵巢癌，易结晶，需加热，震荡，配制时只能加入氯化钠注射液中，而不能加入葡萄糖氯化钠注射液中。

1. 血管防护　尤其适用于血管细、穿刺困难者。

（1）尽量做到一针见血，选用静脉宜先远心端后近心端，逐步向上移行，四肢静脉有计划交替使用，不用末梢循环差及弹性差的血管，防止静脉炎发生。

（2）静脉穿刺成功后，先推注少许 0.9% 氯化钠注射液，血管通畅后再推注药液，推注完毕后用 10～20ml 0.9% 氯化钠注射液冲洗后拔针，严防药液外渗至血管外。

（3）一旦药液漏出血管外，将引起局部组织剧痛、肿胀、坏死，应即刻停止注入药物，不要拔针，原部位抽 3～5ml 血液，或给予普鲁卡因局部封闭、冰袋冷敷 6～12 小时，切勿热敷，以免加重组织损伤。

2. 胃肠道反应　胃肠道反应是化疗过程中最为常见的不良反应之一，临床主要表现如下所述。

（1）恶心、呕吐、食欲减退。重者出现腹痛、腹泻、便秘甚至便血等症状，应观察记录呕吐量及呕吐物的性质，治疗前遵医嘱给予止吐药如盐酸甲氧氯普胺注射液等。

（2）给药时机应错开就餐时间，可有效减轻患者胃肠道症状，同时做好口腔护理，增进食欲。

（3）化疗期间饮食要清淡可口，以半流质食物为主，忌辛辣、坚硬、产气、高脂食物。

（4）呕吐严重者加强静脉营养补液，预防水、电解质失衡。

3. 脱发的防护　化疗中脱发尤为明显，特别是女性患者一般难以接受，应做好心理护理。

（1）注射前 10 分钟戴冰帽，注射完毕 30～40 分钟脱下，以减少药物对毛囊的损害。

（2）应给予患者心理安慰，告知脱发是化疗药物的常见症状，化疗间歇期头发会重新生长。化疗药物可引起暂时性脱发，停药后 1～2 个月均可恢复再生，再生的头发可能比原来的头发更黑，更有光泽。

（3）告知患者不要有太多顾虑，并注意以下事项。

①用药后避免洗头和用力梳头。

②使用温和的洗发液和护发液。

③不要用电吹风吹干头发。

④避免在头发上使用不适当的化学用品，如染发、烫发。

⑤化疗前将头发剪短以便于脱发时的清理。

⑥脱发严重者，可暂时戴假发。

4. 预防感染　因注射用环磷酰胺不仅杀伤癌细胞也杀伤正常

细胞，导致白细胞、血小板下降明显，用药后 2~3 周最明显。

（1）做好患者保护性隔离，病室清洁、消毒，防止皮肤黏膜破损等。

（2）刷牙应用软毛刷。

（3）减少家属探视次数，预防交叉感染。

5. 保护肾功能　应用注射用环磷酰胺后可造成大量癌细胞脱落，正常组织坏死核酸分解，使血中尿酸水平增高，可致肾小管阻塞。

（1）应每日观察小便量、色的变化。

（2）用药期间保证输液量，鼓励患者多饮水，每日在 4000ml 以上，一旦发生少尿应立即停止使用，检查肾功能。

二、注射用异环磷酰胺

一般以静脉给药为主。烷化剂是细胞周期非特异性药物，用于卵巢癌、子宫内膜癌。

1. 胃肠道反应　给予对症处理，遵医嘱使用止吐药物，同时做好口腔护理，增进食欲。

2. 骨髓抑制　定期复查血常规，发现异常及时给予对症处理，同时单间保护性隔离。

3. 出血性膀胱炎　嘱患者多饮水，准确记录 24 小时出入量，观察尿液颜色、性状，有异常及时报告医生。

4. 脱发　做好心理护理，告知脱发是化疗药物的常见症状，化疗间歇期头发会重新生长，减轻患者焦虑情绪。脱发严重者，可建议佩戴假发。

5. 肝、肾功能损害　化疗期间密切监测肝、肾功能情况，可给予保肝治疗，如口服葡醛内酯片、双酯滴丸等药物。

三、注射用甲氨蝶呤

主要用于恶性葡萄胎、绒毛膜上皮癌、子宫颈癌。

1. 胃肠道反应　给予对症处理，遵医嘱使用止吐药物，同时做好口腔护理，清淡饮食，增进食欲。

2. 口腔溃疡 口腔溃疡是大剂量甲氨蝶呤化疗过程中常见的不良反应之一，是由于化疗药物对口腔黏膜上皮细胞损伤所致，严格做好漱口及口腔护理，可以让患者用淡盐水漱口，有效预防和治疗口腔溃疡和感染。

四、氟尿嘧啶注射液

1. 静脉炎 氟尿嘧啶注射液长时间对血管刺激而损伤血管，局部静脉可出现发红、变硬、条索状，甚至发黑、形成硬结。如发生静脉炎，穿刺点红、肿、痛且输液缓慢，护士应及时拔除并更换穿刺部位，指导患者在红肿部位用多磺酸黏多糖乳膏涂抹，水胶体贴敷，以达到祛瘀消肿、消炎止痛的目的。

2. 骨髓抑制 可引起白细胞和血小板减少，因此要定期复查血常规，严密观察体温变化，尽早发现感染征象，发现骨髓抑制时，应予保护性隔离。

3. 胃肠道反应 可引起恶心、呕吐、腹泻，严重者可引起肠炎及水、电解质紊乱。应密切观察患者大便的次数、性质、量、颜色，有异常及时报告医生处理。指导患者饭前、便后洗手，勿吃生冷或发霉食物，鼓励患者多饮水，必要时遵医嘱给予注射用昂丹司琼8mg化疗前后止吐治疗。

五、盐酸多柔比星脂质体注射液

1. 心脏毒性反应 对心脏有较强毒性，用药时给予心电监护，密切观察3天内患者心率的变化。心率在100次/分以上，或患者感胸闷、气短、不能平卧时立即报告医生给予处理。

2. 过敏反应 过敏反应多发生在第1疗程，使用最初应控制在15滴/分左右，密切观察患者有无不适，如无不适，输液速度调至30~40滴/分，一旦发生过敏反应立即停止输液，更换输液器，必要时另开一条静脉通路，及时准备急救药物。

3. 定期复查血常规 骨髓抑制表现为白细胞、红细胞及血小板减少，发现异常及时报告医生给予药物对症处理。

4. 胃肠道反应 给予对症处理，遵医嘱使用止吐药物，同时做好口腔护理，增进食欲。

六、依托泊苷注射液

在葡萄糖溶液中不稳定，可形成细微沉淀，因此应使用 0.9% 氯化钠注射液稀释，依托泊苷不能肌内注射。

1. 骨髓抑制 可引起白细胞和血小板减少，因此要定期复查血常规，严密观察体温变化，尽早发现感染征象，发现骨髓抑制时，应予单间保护性隔离。

2. 胃肠道反应 可引起恶心、呕吐、腹泻，严重者可引起肠炎及水、电解质紊乱。指导患者饭前、便后洗手，勿吃生冷或发霉食物，鼓励患者多饮水，必要时遵医嘱给予止吐药物治疗。

3. 低血压 静脉内推注可出现低血压，故静脉给药时，护士应在床旁观察生命体征变化至少 30 分钟，以便发现问题及时处理。

4. 脱发 做好心理护理，告知脱发是化疗药物的常见症状，化疗间歇期头发会重新生长，减轻患者焦虑情绪。脱发严重者，可建议佩戴假发。

5. 水肿 患者出现周围性水肿，严重者可出现腹腔积液。嘱患者抬高下肢，促进静脉回流，指导患者穿柔软宽松衣服，防止皮肤破溃。

6. 肌肉酸疼 多发生在化疗 3 天左右，1 周左右可恢复正常，必要时遵医嘱给予止痛药物并向患者做好解释，协助患者日常生活护理，按摩酸痛处，跟患者交谈转移其注意力。

七、紫杉醇注射液

主要用于卵巢癌、子宫颈癌。

1. 化疗前 详细询问有无药物过敏史和心脏病史。用紫杉醇注射液前必须严格遵医嘱按时给予地塞米松磷酸钠注射液、苯海拉明注射液等药物，并准备好心电监护、吸氧装置、地塞米松磷酸钠注射液、盐酸肾上腺素注射液、0.9%氯化钠注射液等，是预防过敏反应的必备药物。

2. 过敏反应　紫杉醇注射液过敏反应属于一型过敏反应，大多数于用药后10分钟内出现，最常见症状为面部潮红、皮肤红斑、荨麻疹、血管性水肿；严重过敏反应表现为支气管痉挛性呼吸困难、脉搏细速、低血压甚至休克。为预防过敏反应，应采取以下措施。

（1）化疗前12小时（用药前一天晚上22：00）和6小时（用药当天4：00）分别给予醋酸地塞米松片18mg口服。

（2）用药前30分钟给予地塞米松磷酸钠注射液10mg滴斗入和苯海拉明注射液40mg肌内注射。

（3）用药时，严密观察生命体征变化，化疗开始给予心电监护，输注时每15分钟测量1次血压、脉搏、呼吸，并做好记录。

（4）输注紫杉醇时，要严格控制滴速，先用试验量，即先静脉滴注紫杉醇30mg，在输注前10~15分钟，滴速为8滴/分。若无不适，30分钟内用完，没有发生过敏反应后，3小时滴注完全量。

3. 心脏毒性　用药期间，严密监测患者生命体征及患者主诉，持续心电监护加氧饱和度监测，如有异常及时报告医生，给予对症处理。

4. 静脉炎　由于化疗需要长期进行，且化疗药物刺激性强，外渗后易引起静脉炎，所以护士在临床护理操作中要保护好静脉，应选择留置深静脉进行化疗药物的输注。如发生静脉炎，穿刺点红、肿、痛且输液缓慢，护士应及时拔除并更换穿刺部位，指导患者在红肿部位用多磺酸黏多糖乳膏涂抹，水胶体贴敷，以达到祛瘀消肿、消炎止痛的目的。

5. 胃肠道反应　给予对症处理，遵医嘱使用止吐药物，同时做好口腔护理，增进食欲。

6. 脱发　做好心理护理，告知脱发是化疗药物的常见症状，化疗间歇期头发会重新生长，减轻患者焦虑情绪。脱发严重者，可建议佩戴假发。

八、注射用盐酸博来霉素

常用于子宫颈癌。肌内注射 15～30mg 溶于 5ml 氯化钠注射液中。静脉输注 15～30mg 溶于氯化钠注射液 250ml 中，连用 3 天。

常见不良反应为恶心、呕吐、口腔炎、皮肤反应、药物发热、食欲减退、脱发、色素沉着、指甲变色等；肺炎样症状及肺纤维化症状，肺部症状主要表现为呼吸困难、咳嗽、啰音、间质水肿等。故用药期间应注意检查肺部，如出现肺炎样变应停药。

九、抗肿瘤植物药注射用长春新碱

现用现配，滴斗入，避光，神经毒性。

最常见症状是指端麻木，感觉异常，症状基本上在停药后 1～2 周消失，不留下永久性神经副反应。指导患者可每天做手指随意活动，轻轻按摩指尖，遵医嘱给予 B 族维生素类药物。

十、铂类药

铂类药属细胞周期非特异性药物，妇科肿瘤化疗中常用的有注射用顺铂、注射用卡铂、注射用洛铂。

在光照下，溶液会发生光水合反应和光氧化还原反应，会降低药物有效浓度，影响化疗效果。在低温环境下使用易诱发以过敏反应为主的不良反应。在恒温暗室输注铂类化疗药物，会保持较好疗效。

1. 胃肠道反应 给予对症处理，遵医嘱使用止吐药物，同时做好口腔护理，增进食欲。

2. 神经毒性 多见周围神经损伤，表现为运动失调、肌痛、上下肢感觉异常等。嘱患者禁止使用凉水洗脸、洗脚，禁吃凉食，根据气温增减衣物，注意保暖。化疗期间尽量不要外出，避免受凉。

3. 骨髓抑制 骨髓抑制反应是抗肿瘤化疗药物治疗的主要危

险之一，多出现于化疗 8 ~ 11 天，主要特征是血小板和白细胞减少。出现骨髓抑制反应不但会影响疗效，还可能会诱发感染、出血等并发症。若血小板计数下降至 $80 \times 10^9/L$，白细胞下降至 $3.5 \times 10^9/L$ 时，应中止化疗治疗，给予保护性隔离，并给予升白细胞药物治疗。血小板减少患者常有出血倾向，应嘱患者避免磕碰，用软毛牙刷刷牙，禁食坚硬带壳食物，防止外伤出血。故在临床护理中，对于骨髓抑制患者，应给予单间保护性隔离，减少探视，同时保持病房环境整洁卫生，每日紫外线照射消毒 30 分钟，严格无菌操作；严密监测体温变化，观察患者有无牙龈出血、鼻腔出血、皮肤淤血及血尿、便血等出血表现。鼻黏膜、口唇可涂石蜡油，防止干裂，指导患者多喝水，给予清淡、易消化饮食，避免生冷、辛辣等饮食，保持大便通畅，并嘱患者不许用手挖鼻孔。护理操作上要尽可能轻柔，穿刺注射后延长压迫针眼时间。

妇科肿瘤患者使用化疗药物常会伴有多种药物不良反应，为此护理人员应通过加强对患者观察，发现问题，及时给予相应护理措施，以改善生活质量，保证治疗顺利进行。

第二节　妇科常见化疗并发症

对一些有全身播撒倾向的肿瘤及已经转移的中晚期肿瘤，化疗都是主要的治疗手段。目前使用的绝大多数化疗药物是通过抑制细胞增殖来发挥抗肿瘤作用，而细胞增殖是正常细胞和癌细胞的共同特点，因此这些药物对人体都有较大副作用，护士必须了解药物的特点及不良反应预防措施，实施有效的护理干预，确保治疗的安全进行，减轻患者的痛苦，提高其生活质量和满意度。

一、化疗药物常见毒副反应的护理

（一）骨髓抑制

骨髓抑制是化疗最严重的不良反应。骨髓是人体的造血器官，化疗可以使人体造血功能受到不同程度的影响，主要表现为血液中白细胞和（或）血小板的降低。

护理措施如下所述。

（1）需定期复查血常规，通常先表现白细胞减少，然后出现血小板减少，前者多比后者严重，少数可出现严重贫血。

（2）对白细胞降低患者应采用预防感染的措施，同时使用升白细胞的口服药或注射升白细胞药物。

（3）血小板严重降低的患者应注意观察全身有无出血倾向，同时可以输注血小板预防出血，严重贫血者应输血治疗。

（4）如出现重度骨髓抑制，合并粒细胞缺乏性感染，应紧急将患者转至单间病房，做好床边保护性措施，给予一级护理，必要时给予特级护理。

（二）胃肠道毒性

大部分化疗药物都有一定的胃肠道症状，如厌食、恶心、顽固性呕吐、腹痛、腹泻等，主要由于胃肠道黏膜上皮增殖旺盛，故对化疗药物极为敏感。胃肠道症状与患者体质有关，严重时可出现肠黏膜坏死、脱落甚至肠穿孔，是影响化疗期间患者生存质量的主要原因。

护理措施如下所述。

（1）化疗前1~2小时禁食并用镇吐药，以预防急性呕吐。

（2）做好心理护理，分散注意力，调节情绪，如播放舒缓的音乐，与知心朋友谈心，做力所能及的事。

（3）进食少油腻、高蛋白、易消化、刺激小、维生素含量丰富的食物，可增加健脾开胃食品。

（4）化疗药物也可引起频繁的腹泻，甚至便血，针对腹痛患者应密切观察疼痛的情况，视疼痛程度遵医嘱用药。

（5）腹泻患者应留取大便标本送检。

（6）便秘患者应注意调整饮食结构，多饮水，便秘严重者可遵医嘱使用口服缓泻剂或开塞露纳肛。

（7）应密切观察呕吐情况，防止引起水、电解质紊乱及酸碱平衡。

①呕吐剧烈的患者应注意观察呕吐物的颜色、性状及量。

②保证患者的液体补给量，以防脱水或者电解质失衡。

③应食用清淡饮食，注意饮食结构的调整及营养成分的搭配。

④使用高剂量或易引起恶心、呕吐的化学药物前可预防性地静脉滴注止吐药或者口服有效止吐药。

（三）口腔溃疡的护理

口腔炎、口腔溃疡多于化疗后 7~14 天出现。

护理措施如下所述。

（1）利用温和的口腔冲洗剂如 0.9% 氯化钠注射液、碳酸氢钠溶液、1% 双氧水、康复新液等进行口腔护理，以稀释口腔内有害菌群浓度，保持口腔清洁。口腔炎、口腔溃疡严重者，可用硫酸庆大霉素注射液 8 万单位 + 地塞米松磷酸钠注射液 5~10mg + 注射用糜蛋白酶 4000 单位进行口腔雾化吸入。

（2）鼓励患者多饮水，保持口腔黏膜湿润，促进口腔自洁，减轻副反应。指导患者加强口腔卫生，每次进食后用软毛牙刷或用棉签轻轻擦洗口腔牙齿，勤漱口，防止食物残渣在口腔中发酵繁殖细菌。

（四）肾脏毒性

大部分化疗药需要经过肾脏排出体外，所以肾脏是化疗药物的一个重要毒性作用器官，引起肾脏毒性作用最高的药物是注射用的顺铂，在使用此药时需要进行大量补液，同时指导患者多饮水。

护理措施如下所述。

（1）轻度无明显症状，表现为肌酐升高、轻度蛋白尿、镜下血尿，严重者可出现肾衰竭。

（2）定期检测肾功能、充分水化等。

（五）肝脏毒性

肝脏毒性是由药物本身或者药物在体内代谢产物引起。由于绝大多数化疗药物都要经过肝脏代谢或经血液循环通过肝脏，因此肝脏损害较为常见，对其预防和治疗是在化疗时应用保肝剂。口服联苯双酯滴丸、葡醛内酯等有助于转氨酶恢复正常。

（六）神经毒性

注射用紫杉醇和注射用盐酸长春新碱多见于末梢神经病变，表现为指端麻木、疼痛等。用药当天或者次日可预防性戴手套防寒保暖，并给予口服营养神经的药物。

（七）心脏毒性

妇科肿瘤常用化疗药物对心脏损伤也很明显，比如紫杉醇注射液、注射用盐酸阿霉素等；针对此不良反应，护理要点包括应用心肌保护剂，慎重选择化疗药物，密切观察患者反应，化疗前行心电图检查了解患者既往心脏病史。

二、静脉护理

（一）保护静脉血管

（1）由于肿瘤患者用药时间较长，使用血管一般由远端向近端，由背侧向内侧，左右臂交替使用，因下肢静脉易形成血栓，除上肢静脉综合征外，不宜采用下肢静脉给药。

（2）根据血管直径选择针头，针头越细对血管损伤面越小，一般采用6号半～7号针。

（3）条件许可建议用PICC、CVC、静脉输液港，注射前后均用0.9%氯化钠注射液冲入。

（4）穿刺必须掌握熟练的技术方法，谨防某些药物漏、渗至血管外，导致局部组织坏死，甚至肢体残废。

（5）药液外漏及静脉炎的处理

①如果注射部位出现刺痛、烧灼或水肿，则提示药液外漏，需立即停止用药并更换注射部位。

②漏药部位根据不同的化疗药物采用不同的解毒剂做皮下封闭。

③漏液部位冷敷，也可配合硫酸镁湿敷直到症状消失。

（二）静脉炎的预防与处理

由于药物毒性大及对血管内膜均有一定的刺激性，常引起不同程度的静脉炎。

（1）化疗前后用 100～250ml 的液体快速静脉滴注，可稀释化疗药物在血管中的浓度和残留，减少对局部组织的刺激，有效预防静脉炎。

（2）静脉炎可给予局部热敷，沿血管走行涂药膏按摩或理疗。

三、脱发及皮肤护理

1. 脱发　是化疗过程中常见的毒性反应，在化疗结束后2～3个月后毛发会重新生长；其护理主要是以下几个方面。

（1）在化疗期间可先剪短发，避免过度洗头及吹整或梳头，头发湿的时候不要过度拉扯并使用护发素润发，必要时可戴假发改善外观。

（2）化疗前应充分估计患者为此产生的心理负担，做好解释工作，安慰并告知患者脱发在化疗结束后可以恢复正常。

2. 皮肤的护理　大部分患者在化疗中出现不同程度的皮肤反应。

（1）轻者皮肤干燥、色素沉着、全身瘙痒，局部可用温开水洗净涂肤轻松软膏后涂维生素 E 软膏。

（2）重者形成斑丘疹，有渗出液或小水疱，可涂甲紫防止破溃感染。

3. 过敏反应的护理

（1）遵医嘱在化疗前做药物试验。

（2）化疗前遵医嘱给予地塞米松磷酸钠注射液。

（3）在化疗过程中进行心电监护及血氧饱和度监测，一旦患者出现任何过敏症状，应立即汇报医生，给予对应的急救措施。

第十七章

人工流产手术

人工流产术是指妊娠 10 周以内，因意外妊娠，优生或疾病的原因而采用手术方法终止妊娠，包括负压吸引术、钳刮术。

一、适应证

妊娠 10 周以内自愿要求终止妊娠而无禁忌证或某种疾病（包括遗传性疾病）不宜继续妊娠者。

二、禁忌证

各种疾病的急性阶段，生殖器炎症。术前 2 次体温大于37.5℃及全身健康状况不良，不能耐受手术。

三、术前护理常规

（一）术前综合评估

护理人员对患者心理状况、身体状况、对手术知情情况等进行综合评估。

（1）心理状况　对手术的认知度，有无焦虑等。

（2）一般评估　意识、生命体征、皮肤完整性、饮食、排泄、睡眠等情况。

（3）专科评估　有无阴道流血，流血量、颜色和性状；既往妇科检查情况。

（4）营养情况　有无贫血，消瘦，低蛋白血症。

（5）有无疾病　了解有无高血压、心脏病、糖尿病等。

（6）安全评估　评估跌倒、坠床等高危因素。

（二）相关知识宣教

如患者已知人工流产方法，则对手术可能发生的并发症进行解释，增强患者手术信心，如患者不知道人工流产方法，可侧重于对手术本身相关知识宣教。

三、术前准备

（1）向患者讲解手术前三天禁止性生活，手术前一天淋浴，手术当天清洗外阴，随身携带卫生纸、卫生巾等个人用品。

（2）妊娠剧烈、呕吐引起的酸中毒尚未纠正者，需经治疗好转后方可手术。

（3）手术当天着方便更换的分身衣服，穿平底鞋，长发请用皮筋扎起，贵重物品请术前交予家属。

四、术后护理常规及健康指导

（1）术后在医院观察适宜时间，如无异常经医生许可方可离院。

（2）术后宜进食清淡、易消化食物、忌食生冷、刺激性强的食物。

（3）术后可适当活动，避免劳累、重体力劳动，建议休息两周。

（4）术后1个月禁止性生活，可淋浴，禁止盆浴、坐浴，禁止阴道用药；注意保暖，避免感冒发烧。每日清洁外阴，禁止使用各种器具和洗液冲洗阴道，防止生殖道感染。

（5）人流术后少量阴道流血或不出血及轻微腹痛属正常现象，出血时间为7~10天。如有下列情况请及时就诊：出血量大于月经量，出血时间超过10天，发热（体温大于37.5℃）。

（6）术后请选择适宜的方法避孕，再次受孕应至少间隔6个月。

（7）术后1个月请到门诊复查。

第十八章

宫内节育器放置术

我国常用的女性避孕方法有工具避孕、药物避孕及外用避孕法。宫内节育器（IUD）是一种安全、有效、简便、经济、可逆的避孕工具，为我国生育期妇女的主要避孕措施。

一、适应证

（1）凡生育期妇女无禁忌证、要求放置宫内节育器者。

（2）要求紧急避孕并且愿以后继续以避孕器避孕且无禁忌证者。

（3）年龄＞20岁的经产妇、产后4周、流产后、剖宫产后。

（4）体重指数（BMI）≥30适用于含铜宫内节育器（Cu - IUD）。

（5）子宫颈上皮内瘤病变（CIN）适宜含铜宫内节育器（Cu - IUD），慎用左炔诺酮宫内节育器（LNG - IUD），可能促进CIN的发展。

（6）乳腺良性肿瘤患者和有乳癌家族史者适宜选用含铜宫内节育器（Cu - IUD）和左炔诺酮宫内节育器（LNG - IUD）。

（7）心血管疾病，无并发症的心瓣膜疾病、高血压、深静脉血栓或肺静脉血栓形成、缺血性心脏疾病、脑血管意外史和高脂血症，宜选用Cu - IUD。

二、禁忌证

（1）妊娠或妊娠可疑。

（2）生殖道急性炎症。

（3）人工流产出血多，怀疑有妊娠组织或感染可能；中期妊娠引产、分娩或剖宫产胎盘娩出后，子宫收缩不良有出血或潜在感染可能。

（4）生殖器畸形，如纵隔子宫、双子宫等。

（5）宫颈内口过松、重度陈旧性宫颈裂伤或子宫脱垂。

（6）严重的全身性疾病。

（7）宫腔＜5.5cm或＞9.0cm（除足月分娩后、大月份引产后或放置含无支架宫内节育器）。

（8）近3个月内有月经失调、阴道不规则流血。

（9）有铜过敏史。

三、宫内节育器放置时间

（1）月经干净3~7天无性生活。

（2）人工流产后立即放置。

（3）产后42天恶露已净，会阴伤口愈合，子宫恢复正常。

（4）含激素宫内节育器在月经第4~7天放置。

（5）自然流产于转经后放置，药物流产2次正常月经后放置。

（6）哺乳期放置应先排除早孕。

（7）同房后5天内放置为紧急方法之一。

四、术前健康指导

（1）指导患者术前3天禁止性生活，禁盆浴，以防感染。

（2）手术前一天淋浴，手术当天清洗外阴，随身携带卫生纸、卫生巾等个人用品。

（3）手术前测体温2次超过37.5℃，需暂缓手术。

（4）手术当天穿方便更换衣物、平底鞋，贵重物品术前取下，不要携带进手术室。

五、常规检查

详细询问病史，术前常规肝肾功能检查及评估，协助医师完善各项必要的检查和化验，如妇科 B 型超声检查、心电图及阴道分泌物检查。

六、术后注意事项

（1）术后休息 2 天，1 周内忌重体力劳动（跑步、蹬车等），2 周内忌性生活及盆浴，保持外阴清洁，每日清洗外阴。

（2）术后少量阴道流血或不出血及轻微腹痛属正常现象。如有下列情况请及时就诊：出血量似月经量或淋漓不尽，发热（体温大于 37.5℃）。

（3）术后第一年 1 个月、3 个月、6 个月、12 个月进行随访，以后每年随访 1 次直至停用，特殊情况随时就诊，发现问题，及时处理，以保证宫内节育器避孕的有效性。

（4）遵医嘱服用消炎止血药。

第三篇
产科护理操作指南

产科学是一门研究女性妊娠期、分娩前以及产褥期全过程中孕产妇、胚胎以及胎儿所发生的生理和病理变化，并对病理改变进行预防、诊断和处理的临床医学学科。随着人类的一开始出现，就参与照顾产妇的生产和育儿，伴随着这种出于人类生存本能的照护，最早的产科雏形出现。经历不同时代，随着人类对自然和自身的认识的逐步提高，以及人类社会的不断发展和进步，产科护理工作面对孕产妇、胎儿和新生儿生理或病理变化而展开。

本篇主要讲述产科特殊护理操作规范。主要采用文字、图片、流程图、临床路径、重点难点等多种方法进行阐述和说明，图文并茂，形象直观，注重临床实用性，可供医院护理人员学习借鉴。

第一章

四步触诊法

四步触诊是妊娠中晚期采用四步触诊法检查子宫大小、胎产式、胎先露、胎方位以及胎先露部是否衔接。在做前三步手法时，检查者面向孕妇头侧；做第四步手法时，检查者则应面向孕妇足端。软尺测量子宫高度（耻骨联合上缘至子宫底的高度）。子宫高度异常者，需做进一步的检查，如重新核对预产期、超声等。腹部向下悬垂，要考虑可能伴有骨盆狭窄。

一、操作步骤

（一）操作前评估

（1）评估患者孕周、年龄、意识、配合程度等。

（2）评估孕妇宫高、腹围。

（二）操作前准备

（1）护士着装符合要求，洗手，戴口罩。

（2）用物软尺、手消液、一次性尿垫、多普勒胎心仪、耦合剂、卫生纸、医嘱本、笔，实行双人查对。

（3）患者操作前询问患者是否去卫生间，协助患者取仰卧位，充分暴露腹部，注意保护患者隐私，注意保暖。

（4）关闭门窗、屏风遮挡。

（三）操作过程

（1）携用物至床旁，核对患者姓名（两种方式进行核实），向患者解释此次操作的目的，取得患者配合，询问患者是否去卫生间；询问患者末次月经及孕周，核实与实际孕周是否相符。协助患者取仰卧位，臀部垫一次性尿垫，解开衣裤，暴露患者腹部，注意保护隐私及保暖。

（2）听胎心　告知患者听胎心的意义，主要是了解此刻胎儿在宫内情况。胎心正常，告知患者，用卫生纸擦拭腹部耦合剂。

（3）测量患者宫高腹围宫高测量方法：双腿屈膝，从耻骨联合上缘至宫底的距离；腹围测量方法：测量以肚脐为中心沿腹部一周的距离，操作完毕，洗手。告知患者现在进行四步触诊法，如有不适请及时告知并暂停检查。

①第一步：手法检查者两手置于子宫底部，了解子宫外形并测得宫底高度估计胎儿大小与孕周数是否相符。然后以两手指腹相对轻推，判断宫底部的胎儿部分，胎头硬而圆且有浮球感，胎臀软而宽且形状不规则。

②第二步：手法检查者左、右手分别置于腹部左、右侧，一手固定，另一手轻轻深按检查，触及平坦饱满者为胎背，可变形、高低不平部分为胎儿肢体，有时感到胎儿肢体活动。

③第三步：手法检查者右手拇指与其余四指分开，置于耻骨联合上方握住胎先露部，进一步查清胎头或胎臀，左右推动以确定是否衔接。若胎先露部仍浮动，表示未入盆。若已衔接，则胎先露部不能推动。

④第四步：手法检查者面向孕妇足端，左、右手分别置于胎先露部的两侧，向骨盆入口方向向下深按，再次核对胎先露部的诊断是否正确，并确认胎先露部入盆的程度。

⑤协助患者穿衣，取舒适卧位，告知患者四步触诊已完毕，向其交待结果及注意事项，如有不适请及时告知。

⑥再次核对患者信息，洗手，签字

二、操作评分标准

项目	内容和要求	评价标准	分值
准备（12分）	着装仪表	头发整齐	1分
		刘海不过眉	1分
		指甲整洁	1分
		胸卡佩戴符合要求	1分
		眼镜配戴牢固	1分
		燕帽佩戴端庄牢固	1分
		鞋袜符合要求	1分
	洗手	七步洗手法洗手	2分
		时间 >15 秒	1分
	物品准备	软尺、手消液、一次性尿垫、多普勒胎心仪、耦合剂、卫生纸、医嘱本、笔	2分
操作过程（63分）	查对孕周	查看产检资料上孕周	1分
		利用末次月经推算孕周	1分
		与 B 超核对孕周	1分
	双人查对	实施双人查对	1分
	核对患者	反问式询问患者姓名	1分
		检查腕带	1分
	解释	向患者解释四步触诊法的目的	1分
		您需要去厕所吗	1分
		您现在肚子疼吗	1分
		您现在有阴道流血吗？血多吗？什么颜色？	1分
	摆体位	协助选择舒适体位	2分
		注意保护患者隐私	1分
		适当暴露下腹部	1分
	第一步	面向患者，检查者两手置于子宫底部	1分
		了解子宫外形并测得宫底高度	2分

续表

项目	内容和要求	评价标准	分值
	第一步	估计胎儿大小与孕周数是否相符	2分
		然后以两手指腹相对轻推，判断宫底部的胎儿部分	2分
		胎头硬而圆且有浮球感，胎臀软而宽且形状不规则	2分
		面向患者	2分
	第二步	检查者左、右手分别置于腹部左、右侧，一手固定另一手轻轻深按检查	4分
		触及平坦饱满者为胎背，可变形、高低不平部分为胎儿肢体，有时感到胎儿肢体活动	4分
		面向患者	2分
	第三步	检查者右手拇指与其余四指分开，置于耻骨联合上方握住胎先露部	2分
		进一步查清胎头或胎臀	2分
		左右推动以确定是否衔接	2分
		若胎先露部仍浮动，表示未入盆。若以衔接，则胎先露部不能推动	2分
		面向患者足部	2分
	第四步	左、右手分别置于胎先露部的两侧，向骨盆入口方向向下深按	2分
		再次核对胎先露部的诊断是否正确	2分
		确认胎先露部入盆的程度	2分
	判断	判断胎产式	3分
		判断胎方位	3分
		判断胎先露	3分
		判断入盆程度	3分
操作后处理（12分）	整理	协助穿衣	2分
		协助患者取舒适卧位	2分
		观察患者反应	2分
		询问患者有无不适	2分

项目	内容和要求	评价标准	分值
	整理	交待注意事项	2 分
		收拾用物	2 分
洗手（3分）	洗手	七步洗手法洗手	2 分
		时间 > 15 秒	1 分
效果评价（10分）	综合评价	操作在 10 分钟内完成	2 分
		操作过程中注意做好沟通	2 分
		操作流程正确、熟练	3 分
		操作过程流畅，结果判断正确	3 分

第二章

胎心听诊技术

一、多普勒听胎心的目的

了解胎心节律、频率，胎心是否正常，监测胎儿宫内情况。

二、操作步骤

（一）操作前评估

（1）了解孕周大小、胎方位、胎动情况。

（2）询问孕妇对耦合剂是否过敏。

（二）操作前准备

（1）护士　按规定着装，洗手，戴口罩。

（2）用物　多普勒胎心仪、耦合剂、手表、笔、记录单、卫生纸。

（3）孕妇　观察孕妇局部皮肤情况、孕妇自理能力、合作程度及耐受力、孕妇的心理状态。

（4）环境　环境温度为 22～24℃，保持安静，有利于操作，能保护孕妇隐私。

（三）操作过程

（1）双人核对医嘱，携用物至床旁。

（2）核对孕妇信息，解释多普勒听胎心的目的，指导产妇排空膀胱。

（3）指导孕妇取平卧位或半卧位，适当暴露孕妇腹部，判断胎背位置。

（4）将多普勒音量调制成可听见的最小音量，将耦合剂涂少许于腹壁上。

（5）打开多普勒胎心仪开关，在宫缩间歇期听诊。用多普勒胎心仪在胎背上方听诊，听到如钟表的"滴答"双音后，计数1分钟。

（6）在操作过程中观察和询问孕妇有无不适主诉，如有异常及时报告医生。

（7）听诊完毕，用纸巾擦干净腹部耦合剂，协助穿好衣裤，取舒适体位。

（8）操作完毕，再次查对医嘱，整理用物，洗手，并记录结果。

（四）注意事项

（1）注意保持环境安静，保护孕妇隐私，操作手法轻柔，注意保暖。

（2）注意胎心的节律，区别于子宫杂音、腹主动脉音、胎动音及脐部血流音。

（3）在宫缩间歇期听诊。

（4）根据不同胎方位选择胎心音明显处听诊，通常胎心音在靠近胎背上方腹壁上最清楚。

（5）听诊时，应至少听诊60秒，包括宫缩前、中、后，如间歇期有胎心异常，一定要及时通知医生。

三、操作评分标准

项目	内容和要求	评分标准	分值
评估（10分）	孕妇	孕妇的孕周，胎方位、胎动情况	3分
	皮肤	局部皮肤情况	2分
	自理能力	孕妇的自理能力及合作程度	3分
	环境	环境是否符合操作要求	2分

项目	内容和要求	评分标准	分值
准备（5分）	护士	着装整洁、洗手、戴口罩	1分
	物品	胎心听诊物品齐全	1分
	仪器	仪器性能完好，物品摆放有序	1分
	环境	环境整洁、安静、温度适宜	1分
	孕妇	体位舒适，精神放松	1分
操作过程（75分）	核对解释	查对床号、姓名，向孕妇说明目的、注意事项及配合指导	10分
	体位	协助排光膀胱后取平卧位，注意保护隐私	10分
	暴露	适当暴露孕妇腹部	5分
	判断胎位	用四步触诊法判断胎位	5分
	涂耦合剂	耦合剂适量	5分
	听诊区域	听诊位置正确	5分
	时间	宫缩间歇期听诊，时间为1分钟	5分
	计数	计数正确	5分
	观察	听诊有异常及时报告处理	10分
	协助卧位	听诊完毕，擦去皮肤上耦合剂，协助整理衣物，取舒适体位	10分
	指导	向孕妇解释	5分
整理（10分）	收拾用物，记录	胎心仪归位	3分
		整理用物	3分
		记录	4分

第三章

产时会阴消毒技术

产时会阴消毒是为女性自然分娩做准备，是保证分娩顺利进行的第一步。

一、操作前评估

（1）提前与产妇沟通，使其了解操作的重要性，取得积极配合。

（2）核对患者姓名、床号，告知患者会阴消毒的目的。了解患者自理、合作程度，注意遮挡、保暖。

（3）检查会阴清洁度及外阴皮肤情况，了解孕周及产程开始情况及阴道流血、流液情况及做好解释工作，排空膀胱。

二、操作前准备

（一）护士准备

衣帽整洁、洗手、戴口罩。

（二）用物准备

20%肥皂水、0.5%碘伏、冲洗包、冲洗壶2个（每个冲洗壶内盛39~41℃温开水，至少500ml）。

（三）环境准备

产房清洁常规每天空气消毒一次（紫外线灯照射1小时）、无人员流动，具私密性保护，关门窗。产房分娩时，保持室内为温度为 26℃ ~28℃，湿度为 50% ~60% 。

三、操作过程

（一）再次核对

再次核对产妇床号、姓名，做好解释工作。

（二）安置卧位

产妇取仰卧位，取外展屈膝位或者膀胱截石位，充分暴露会阴。产床调节成产妇上身稍抬高位置（将衣服向上拉，避免打湿），将一次性治疗巾垫于患者臀下。

1. 第一遍肥皂水擦洗

（1）用第一把无菌镊子夹第一块肥皂水纱布，从阴阜（由上向下）→对侧大腿根→近侧大腿根→对侧大腿上 1/2→近侧大腿上 1/2→会阴体→对侧臀部→近侧臀部，弃之。

（2）取一把无菌镊子夹第二块肥皂水纱布（用第一把无菌镊子传递），从对侧小阴唇→近侧小阴唇→对侧大阴唇→近侧大阴唇→会阴体→肛门，弃之。

（3）温开水冲洗　冲洗前操作者应将少量的水倒在手腕部测温，待温度合适后再给产妇进行冲洗。冲洗顺序为中间→对侧→近侧→中间。

2. 第二遍肥皂水擦洗

（1）用第二把无菌镊子夹第三块肥皂水纱布，从阴阜（由上向下）→对侧大腿根→近侧大腿根→对侧大腿上 1/2→近侧大腿上 1/2→会阴体→对侧臀部→近侧臀部，弃之。

（2）用第二把无菌镊子夹第四块肥皂水纱布，从对侧小阴唇→近侧小阴唇→对侧大阴唇→近侧大阴唇→会阴体→肛门，弃之。

（3）温开水冲洗　冲洗前操作者应将少量的水倒在手腕部测温，待温度合适后再给产妇进行冲洗。顺序为中间→对侧→近侧→中间，将皂液冲净。

3. 第三遍碘伏消毒

用第三把无菌镊子夹碘伏纱布，擦洗顺序为：阴裂→对侧小阴唇→近侧小阴唇→对侧大阴唇→近侧大阴唇→阴阜（由下向上）→对侧大腿根→近侧大腿根→对侧大腿上 1/3→近侧大腿上 1/3→会阴体→对侧臀部→近侧臀部→肛门，弃之。

撤下臀垫，更换无菌治疗巾，嘱产妇不要碰触刚冲洗过的部位，进行下一步操作。

（三）注意事项

（1）消毒原则　由内向外，由上向下。

（2）操作过程中注意遮挡患者，给予保暖，避免着凉。

（3）进行第三遍消毒时，消毒范围不能超过第二遍肥皂水消毒的范围。

（4）操作中注意无菌原则。

（四）指导患者

（1）告知患者操作过程中臀部不要抬起，以免冲洗水流入后背。

（2）告知孕妇如果宫缩来临，身体不要左右摆动，以免影响消毒效果。

（3）告知患者双手不能碰触消毒区域。

（五）整理记录

告知患者注意事项，收拾用物（医疗垃圾、生活垃圾分类放置，冲洗包、冲洗壶清洗后交回供应室消毒灭菌，消毒液擦拭治疗车晾干备用），洗手，取口罩，签字。

四、操作评分标准

项目	内容和要求	评分标准	分值
操作准备（20分）	护士准备	着装整洁，换上洗手衣裤	3分
		戴好专用帽和口罩，遮住头发、口鼻	2分
	评估患者	检查会阴清洁度及外阴皮肤情况	3分
		了解孕周及产程开始情况、阴道流血情况	2分
		做好解释，排空膀胱	2分

项目	内容和要求	评分标准	分值
操作方法与程序（60分）	用物准备	20%肥皂水，0.5%碘伏，冲洗包	3分
		冲洗壶2个（每个冲洗壶，内盛39~41℃温开水，至少500ml）	2分
	环境准备	清洁、无人员流动，具私密性保护	3分
	核对，解释	携用物至病床旁，再次核对患者床号、姓名	3分
		告知患者会阴消毒的目的，取得合作，注意遮挡、保暖	2分
	摆体位	协助患者取屈膝位或膀胱截石位，垫治疗巾	5分
	第一遍肥皂水擦洗	取第一块肥皂水纱布，从阴阜（由上向下）→对侧大腿根→近侧大腿根→对侧大腿上1/2→近侧大腿上1/2→会阴体→对侧臀部→近侧臀部，弃之	5分
		取第二块肥皂水纱布，从对侧小阴唇→近侧小阴唇→对侧大阴唇→近侧大阴唇→会阴体→肛门，弃之	2分
		温开水冲洗：顺序为中间→对侧→近侧→中间	3分
	第二遍肥皂水擦洗	取第三块肥皂水纱布，从阴阜（由上向下）→对侧大腿根→近侧大腿根→对侧大腿上1/2→近侧大腿上1/2→会阴体→对侧臀部→近侧臀部，弃之	5分
		取第四块肥皂水纱布，从对侧小阴唇→近侧小阴唇→对侧大阴唇→近侧大阴唇→会阴体→肛门，弃之	5分
		温开水冲洗：顺序为中间→对侧→近侧→中间。将皂液冲净	5分
	第三遍碘伏消毒	夹取碘伏纱布	1分
		擦洗顺序为：阴裂→对侧小阴唇→近侧小阴唇→对侧大阴唇→近侧大阴唇→阴阜（由下向上）→对侧大腿根→近侧大腿根→对侧大腿上1/3→近侧大腿上1/3→会阴体→对侧臀部→近侧臀部→肛门，弃之	14分
	垫无菌接生巾	垫好无菌接生巾于臀下	5分

项目	内容和要求	评分标准	分值
效果评价（20分）	整体评价	动作熟练，程序正确	4分
		严格遵循无菌原则，患者沟通好，体现关爱患者	8分
		用物、污物处理正确	4分
		操作后对患者的指导	4分

五、难点及重点

（1）评估告知到位　评估患者孕周、产程、皮肤黏膜、分泌物情况，评估环境（温度，操作前、操作时遮挡，保护患者隐私）。操作前对患者进行目的解释，配合要点以及操作过程中可能出现的不适，沟通时注意观察患者情绪变化，做好疏导，降低其紧张情绪。

（2）预防医源性感染　操作用物一人一用，每次操作前后都需洗手消毒，操作过程中严格遵循无菌操作要求。

（3）擦洗顺序、范围，消毒的顺序、范围，严格掌握。

（4）操作过程中严密观察，注意患者的宫缩、情绪变化、分泌物情况，发现情况及时汇报医生。操作过程中适时与患者交流，以缓解患者紧张情绪。

（5）准确详细进行护理记录。

第四章

会阴擦洗/冲洗

会阴擦洗是利用消毒液对会阴部进行擦洗的技术。由于女性尿道、阴道及肛门彼此相近，而且会阴部温暖、潮湿、病菌容易滋生，因此会阴部容易感染。会阴擦洗常用于产科会阴侧切伤口及裂伤伤口的局部消毒清洁，以及在很多急危重症或者手术后患者需留置尿管。留置尿管期间也难免发生一些并发症或不良反应，尿路感染是最常见也是最严重并发症之一，所以会阴擦洗是妇产科常用于局部清洁消毒护理工作中最常见的护理技术。

一、目的

（1）保持患者会阴部及肛门部的清洁，促进患者的舒适及会阴伤口愈合。

（2）防止生殖系统及泌尿系统的逆行感染。

二、适应证

（1）产科及妇科手术后留置尿管者。

（2）会阴部手术后患者。

（3）产后会阴部有伤口者。

（4）长期卧床，床上自解小便困难，生活不能自理的患者。

（5）急性外阴炎患者。

三、操作前物品准备

（1）中单或一次性垫单一块，一次性手套一副。

（2）会阴擦洗车，擦洗盘一个，盛有 0.5% 碘伏罐 1 个，产科消毒大棉棒一包，医嘱本。

四、操作步骤

（1）操作者的准备　护士备齐用物、洗手、戴口罩、核对医嘱，二人查对，推车至患者床旁。

（2）核对患者床号、姓名，评估患者会阴情况，并向患者说明会阴擦洗的目的、方法，以取得患者的理解及配合。

（3）协助患者取屈膝仰卧位，脱下一条裤腿，嘱患者双腿略外展，暴露外阴，给患者臀下垫尿垫，注意给患者保暖、屏风遮挡。

（4）操作者将擦洗车与患者床位呈 45°，洗手戴一次性手套，将第一根大棉棒蘸 0.5% 碘伏后开始消毒，消毒顺序为：阴裂→对侧小阴唇→近侧小阴唇→对侧大阴唇→近侧大阴唇→阴阜（由下向上）→对侧大腿根部→近侧大腿根部→对侧大腿根上 1/3→近侧大腿根上 1/3→会阴体→对侧臀部→近侧臀部→肛门→弃之。第二根大棉棒消毒方法同上。若患者为侧切或会阴裂伤，第三根大棉棒消毒顺序为会阴侧切（裂伤）伤口，会阴侧切（裂伤）伤口上，会阴侧切（裂伤）伤口下；若患者留置尿管，第三根大棉棒则消毒尿管。

（5）操作完毕后摘手套，撤去尿垫，协助患者穿裤，整理床单位。

（6）整理用物，再次核对患者姓名，治疗单上签名及时间，向患者讲解会阴部护理的注意事项。

（7）收拾用物、垃圾分类，洗手，取下口罩。

五、护理要点

（1）由于患者操作部位的特殊性，患者存在紧张情绪，应向患者详细讲解会阴擦洗的目的及操作步骤，消除患者的紧张情绪。

（2）擦洗时应注意观察会阴部及会阴伤口周围组织有无红肿、分泌物及其性质和伤口愈合情况，发现异常及时记录并报告医生予以处理。

（3）产后及会阴部手术患者，每次排便后应注意会阴部的清洁，预防感染。

（4）注意无菌操作，若有特殊感染患者，应最后进行操作，避免交叉感染。

（5）操作者在操作前后均应洗手，不同患者之间应更换手套。

六、操作评分标准

项目	内容和要求	评分标准	分值
操作前准备（20分）	护士准备	着装整洁，修剪指甲，洗手、戴口罩	5分
	评估患者	会阴情况、做好解释	5分
	用物准备	中单或一次性垫单一块，一次性手套一副，会阴擦洗车，擦洗盘一个，盛有0.5%碘伏罐1个，产科消毒大棉棒一包，医嘱本	7分
	环境准备	清洁、无人员流动，保护患者的隐私、注意保暖	3分
操作方法与程序（60分）	核对，解释	携用物至病床旁，再次核对患者床号、姓名	3分
		告知患者会阴消毒的目的，取得合作	2分
		注意遮挡，保暖	5分
	摆体位	协助患者取屈膝仰卧位	5分
		脱下一条裤腿，嘱患者双腿略外展，暴露外阴	3分
		给患者臀下垫尿垫	2分

续表

项目	内容和要求	评分标准	分值
	第一遍消毒	洗手戴一次性手套，将第一根大棉棒蘸0.5%碘伏后开始消毒，消毒顺序为阴裂下1/3上挑→对侧小阴唇→近侧小阴唇→对侧大阴唇→近侧大阴唇→阴阜（由下向上）→对侧大腿根→近侧大腿根→对侧大腿根上1/3→近侧大腿根上1/3→会阴体→对侧臀部→近侧臀部→肛门→弃之	10分
	第二遍消毒	第二根大棉棒消毒方法同上	10分
	消毒伤口	如若患者为侧切或会阴裂伤患者，第三根大棉棒消毒顺序为会阴侧切（裂伤）伤口，会阴侧切（裂伤）伤口上，会阴侧切（裂伤）伤口下	10分
	消毒尿管	若患者留置尿管，第三根大棉棒则消毒尿管	10分
效果评价（20分）	综合评价	动作熟练，程序正确	4分
		严格遵循无菌原则，患者沟通好，体现关爱患者	8分
		用物、污物处理正确，操作后对患者指导	8分

第五章

助产接生技术

助产技术是指协助产妇完成分娩的技术。助产技术通常包括接生前准备、会阴擦洗、会阴神经阻滞麻醉、会阴切开、阴道助产、新生儿处理、胎盘处理、产妇伤口处理等。接产时机，以初产妇胎头拨露使会阴体呈明显膨隆紧张状态，经产妇宫口近开全，即准备接产。

一、接生前准备

（一）环境准备

产房温度 26 ~ 28℃，湿度 50% ~ 60%。

（二）评估产妇基本情况

孕妇孕周、产次和有无合并症，B 超提示无脐带绕颈，胎儿估重，产妇情绪正常能积极配合医生工作。

（三）用物准备

（1）准备无菌产包、无菌手套、脐带夹等。复苏气囊、吸引器、抢救物品均在备用状态。

（2）准备上台，呼叫医生，拆产台或正位接产，操作人员站在床尾部。连产台时，操作人员站在产妇右侧，调节产床至床尾稍向下倾斜。

二、协助患者取截石位，消毒会阴

会阴擦洗原则及准备（台下助手洗手→冲洗→换单子→洗手→开产包→换单子）。

（一）原则

肥皂水清洗 2 遍，碘伏消毒 1 遍，碘伏的消毒范围不得超过肥皂水的消毒范围。

（二）用物准备

20% 肥皂水、0.5% 碘伏、冲洗包、冲洗壶（内盛 39～41℃ 温开水 1000ml）。

（三）会阴擦洗步骤

详见第三篇第三章产时会阴消毒技术三、操作过程。

三、阴道助产

（一）接生

接生者右肘支在产床上，右手拇指与其余四指分开，治疗巾作为堵单在阴道口下 1cm，利用手掌大鱼际肌顶住会阴部，每当宫缩时应向上向内托，左手轻轻下压胎头枕部，协助胎头俯屈并以最小枕下前囟径缓慢下降，下降过程中胎头内旋转，使矢状缝与骨盆出口前后径一致。此时在宫缩间歇嘱产妇用力，缓慢娩出胎头大径，防止产道的损伤，当胎头枕骨在耻骨弓下露出时，左手协助胎头仰伸，使胎头缓慢娩出。胎头娩出后，右手注意保护会阴，不要急于娩肩，先以左手拇指自鼻根部向下，其余四指自喉部向下颌挤压，挤出口鼻内的黏液和羊水，胎儿复位外旋转，使胎儿双肩径与骨盆出口后前前后径一致，左手将胎儿颈部向下压，使前肩自耻骨弓娩出，此时台下助手滴斗入 10U 缩宫素，继之抬颈向上，缓慢娩出胎儿后肩，胎儿娩出，记录胎儿娩出的时间。

（二）胎儿娩出后

再次挤其口鼻腔黏液，并用负压吸引器或一次性吸痰管吸引口鼻黏液和羊水。胎儿娩出后待 2 ~ 3 分钟脐带血管停止波动后，在距脐轮 10cm 处夹第 1 把止血钳，其外侧 1cm 再夹第 2 把，剪断脐带，脐带断端放入大盆中。羊水流净后将集血器放入产妇臀下，以便收集阴道流血并记录。

（三）注意事项

①接产过程切勿进行腹部加压。

②指导产妇宫缩间歇时娩出胎儿，减少阴道裂伤。

③避免人为复位胎头，防止新生儿损伤。

④胎头娩出后，若发现脐带缠绕过紧，则应先剪断脐带，后娩出胎儿。

四、新生儿处理：快速评分（Apgar 评分）

保暖、摆正体位（鼻吸气位：使喉、咽后壁、气管成一条直线）、清理呼吸道、擦干、扔掉布巾、换新单、刺激呼吸（有两种方法轻轻抚摸背部，轻拍足底）。

（1）脐带消毒顺序　左手持止血钳固定脐带，使其与新生儿身体垂直，右手先用一根 2.5% 碘酊棉签顺时针消毒脐轮一周→脐轮向上消毒脐带 5cm→脐轮向下放射状消毒脐周皮肤 5cm，再用 2 根 75% 乙醇棉签按同样的顺序进行脱碘，脱碘范围不超过碘酊消毒范围。

（2）结扎脐带　距脐根 0.5 ~ 1cm 处夹止血钳，并于止血钳上方 0.5cm 处剪断脐带，同时检查脐血管（2 动脉 1 静脉）有无异常。将气门芯或脐带夹套在或夹在距脐带根部 0.5cm 处。气门芯套在止血钳尖端时，应夹闭新生儿脐部上 0.5 ~ 1cm 处，拉大气门芯时，应距离止血钳上方 0.5 ~ 1cm 处剪断脐带，操作高度一定要准确，如剪断脐带过短，气门芯会容易滑脱，引起脐部出血。止血钳夹闭脐带时不宜过紧。

（3）脐断端的处理 用一块消毒棉片挤净脐带断端处淤血及黏液，随之把棉片围绕在脐轮周围，左手固定，右手用蘸有碘伏棉签均匀涂擦脐带断端，进行血管烧灼消毒，绑好脐绷带。

（4）新生儿查体 擦净新生儿皮肤胎脂、羊水、血迹。同时检查新生儿有无畸形（如头部有无产瘤，囟门有无膨隆，眼，鼻有无异常，有无唇腭裂，耳道有无异常，四肢有无多指或并指，肛门有无闭锁，有无脊柱裂，外生殖器有无异常等）。

产妇查看婴儿性别、接产者反问产妇婴儿性别，产妇重复确定婴儿性别，准确说出婴儿性别后，交与台下（台下：测量新生儿体重、身长，按脚丫印，核对产妇姓名、性别，放于母亲前，早接触、早吸吮，家属签字办理住院手续，注射乙肝疫苗等）。

五、胎盘处理

（1）胎盘剥离的征象

①子宫变硬呈球形，宫底升高达脐上。

②阴道外露脐带自行延长。

③阴道内有一股血流出。

④接产者手掌尺侧在产妇耻骨联合上轻压子宫下段，宫体向上，外露脐带不再回缩。

（2）协助胎盘剥离 右手示指将脐带绕1周，轻轻向外牵拉，左手掌接胎盘，当胎盘2/3娩出后，双手捧住胎盘，沿着一个方向旋转，边旋转边抖动，使胎膜拧成绳状，不宜断裂，防止胎盘残留，如果胎膜将要断裂，用止血钳2把夹住旋转后轻轻牵拉，交替进行，拉至尾端越来越细直至全部娩出。

（3）检查胎盘 提起脐带使胎膜自然下垂→将胎盘子面向上平铺台面→看边缘有无血管断裂→看脐带是否附着于胎盘正中→翻转胎盘用钢尺测量胎膜破口处距胎盘边缘的距离（小于7则为低置胎盘）→使胎膜覆盖胎盘查胎膜是否完整，若完整，撕开胎膜看是不是2层（羊膜、绒毛膜）→撕开破口提起胎膜看边缘有无断裂的血管（对光）→纱布蘸干胎膜上血迹看小叶是否光滑、完整，有无破损毛糙，是否有血块压迹（胎盘早剥）。测量长、宽、厚，查看脐带有无真假结并测量其长度，断面是否有3条血管，台下记录。

六、产妇伤口处理

（1）洗手　冲洗伤口（先上后下，先患侧后健侧），将碗放于阴道口处，卷小单，换手套。

（2）铺无菌台　取双层小单铺开，单层小单打开，缝合碗内倒0.9%氯化钠注射液，数纱布2遍，尾纱全部打湿取出盖好，摆好持针器、血管钳，台下打缝合线。

（3）检查伤口原则　外阴有无擦伤、尿道口周围有无裂伤、小阴唇内侧有无擦伤、阴道侧切有无延裂，台下按压宫底，手压耻骨联合上查看宫颈有无裂伤，如有裂伤打开宫颈检查包仔细检查，请医生上台缝合。

（4）会阴切开缝合术　使用尾纱防止宫颈下降，充分暴露手术视野，2-0可吸收缝合线连续缝合阴道黏膜，自切口顶端上方0.5~1cm处开始至处女膜，不要用手指去探，可用止血钳，内进外出，外进内出。针距0.5~0.8cm，不宜过密，间断缝合肌层，最后缝合皮肤，缝合皮肤时碘伏消毒，齿镊对皮，取出尾纱，检查伤口有无血肿或出血。缝合完毕后用碘伏消毒皮肤（伤口、伤口上、伤口下）。

（5）切开缝合的原则　恢复解剖关系，止血，不留死腔。

（6）注意事项　缝合操作时动作要快，止血要准，边缝合边做健康宣教（如侧切伤口的卫生，母乳喂养等）。

（7）分娩缝合术后检查　碘伏纱布包裹右手示指进行肛门检查，有无穿透直肠壁，肛提肌收缩力，无血肿，退出手指，擦净外阴周围的血迹。

（8）清点物品　与台下助手共同清点纱布、器械，敷料装入垃圾袋内，利器放入指定利器盒内，污物分类浸泡处理。

（9）协助患者病床上休息，产后在产房观察2小时产妇生命体征、子宫收缩情况、出血量、膀胱充盈情况，倾听患者主诉等

（1 小时内 15 分钟 1 次，2 小时内 30 分钟 1 次）并记录，特殊情况应延长观察时间，送回病房。

七、产后的护理要点

（1）按摩子宫　目的是帮助子宫的恢复及恶露的排出，可预防产后子宫收缩不良而引起的产后出血。

（2）观察小便自解情况　产后 4 小时内要鼓励产妇及时排尿，如排尿困难，可采用以下方法：温开水冲洗会阴；热敷下腹部以刺激膀胱肌收缩；也可以针灸方法促进排尿，必要时导尿。

（3）嘱患者进食富有营养、足够热量和水分的食物。多进食蛋白质和多喝汤类食物，促进乳汁的分泌。

（4）指导、鼓励产妇按需哺乳，宣教母乳喂养的好处及相关知识。

（5）活动产妇第一次下床，可能因体位性低血压、贫血或空腹造成血糖下降而头晕等不适，宜有家属或护理人员协助及陪同，下床动作要慢。

（6）恶露的观察嘱其勤换卫生巾，保持外阴清洁，以防感染。产后 1~3 天量多、颜色较红，以后颜色变淡、量少，10 天后呈淡黄色，一般在 4~6 周会完全消失；若恶露有大血块、恶臭或鲜血流出的异常现象，应立即通知医生，给予对症处理。观察产妇的生命体征，如有异常，查找原因，及时报告医生。

八、操作评分标准

项目	内容和要求	评分标准	分值
操作前期准备（8 分）	接生者仪表准备	仪表端庄、服装整洁、无长指甲，洗手，戴口罩、帽子符合标准	1 分
	初步评估孕妇胎儿的情况	了解产程进展及评估上台时机，了解产妇配合程度，做好解释，取得合作	1 分
		有无合并症及潜在并发症做好相应准备	1 分
		胎儿评估：胎位、胎心、体重，有无脐带绕颈	1 分

续表

项目	内容和要求	评分标准	分值
产时准备（22分）	环境、物品、药品、人员的准备	室温 26～28℃，备齐物品，放置合理	1 分
		检查无菌物品包装有无破损，有效期等，仪器处于功能状态；辐射台温度：32～34℃	2 分
		药品：宫缩剂，新生儿抢救药，通知相关人员到场	1 分
	接生前评估准备及指导产妇配合	做解释工作，指导鼓励产妇，取得配合，协助产妇体位摆放合理	1 分
		评估胎儿情况，是否增加复苏人员，评估侧切指征，列举会阴条件及其他因素	2 分
		打开产包方法正确，符合无菌原则	2 分
	会阴冲洗及消毒常规	用物齐全，放置合理，水温合适	2 分
		39～41℃，冲洗范围准确	2 分
		消毒无空漏区，冲洗顺序正确	3 分
		消毒范围准确，消毒无空漏项，消毒顺序正确	3 分
	刷手及穿手术衣戴手套	洗手范围正确，七步洗手动作到位	1 分
		刷手水流未逆向，刷手衣未沾湿	1 分
		消毒剂名称、浓度、刷手时间正确（5 分钟）	1 分
		刷手范围正确，刷手顺序正确	1 分
		无菌毛巾擦干方法正确，消毒后手的位置正确	1 分
		穿手术衣动作规范，戴手套正确	2 分
正常分娩接生（40分）	铺单及布置产台	铺无菌巾单的方法顺序正确	1 分
		布置产台合理（区别无菌区和放置污物区域）	1 分
		清点敷料、器械数量	1 分
	会阴保护	用力方法：向上向内托	2 分
		双手放置位置恰当	2 分
		保护时机的掌握正确	2 分
	掌握分娩机转协助胎儿娩出	手法协助完成正确的分娩机转衔接 注意观察胎头的入盆情况，警惕有无头盆不称	2 分

续表

项目	内容和要求	评分标准	分值
掌握分娩机转协助胎儿娩出		下降：注意观察胎头的下降及产程进展情况	2 分
		俯屈：助产人员帮助胎头俯屈，使之以最小径线（枕下前囟径）娩出	2 分
		内旋转：观察胎头枕位，使其矢状缝与骨盆前后径一致	2 分
		仰伸：当胎头枕部下降到耻骨联合下缘时，以耻骨弓下缘为支点，使胎头逐步仰伸，胎头的顶、额、鼻、口、颏相继娩出	2 分
		挤出黏液方法正确	2 分
		复位，外旋转：宫缩时协助完成正确的外旋转	2 分
		胎儿娩出：正确娩前肩、后肩，双手托住胎体，将胎儿躯干及下肢以侧位娩出	2 分
胎儿娩出后处理		提醒台下观察宫底高度及宫缩，记录胎儿娩出时间	1 分
		再次挤出口、鼻腔黏液方法正确	1 分
		脐带停止搏动后断脐方法正确，产妇臀部垫集血器	1 分
新生儿初步复苏		将新生儿放在辐射台上，体位正确	1 分
		清理呼吸道的方法正确，擦拭羊水、血迹	1 分
		刺激呼吸的方法正确	2 分
新生儿处理		掌握 Apgar 评分	3 分
		第二次断脐前消毒顺序、范围正确	1 分
		第二次断脐位置及方法正确	1 分
		第二次断脐后残端处理正确，处理残端烧灼消毒时不接触到婴儿皮肤	1 分
		检查新生儿外观及是否有畸形	1 分
		用 0.9% 氯化钠注射液棉球擦双眼，让母亲查看新生儿外阴确定性别	1 分

续表

项目	内容和要求	评分标准	分值
第三产程（10分）	胎盘娩出	口述胎盘剥离的征象正确	4分
		协助胎盘娩出动作正确，检查胎盘、胎膜是否完整正确	4分
		脐带外观、长度、血管数目正确，测量胎膜破裂距胎盘距离正确	1分
		测量胎盘大小正确，胎盘娩出后宫底高度、宫缩观察	1分
第四产程（20分）	会阴伤口检查处理	冲洗会阴、换手套	0.5分
		软产道检查原则：从上到下，从内到外	2分
		仔细检查会阴：尿道口→小阴唇内侧→阴道壁（如有侧切先健侧、后患侧）→会阴体	2分
		必要时准备宫颈钳查宫颈	0.5分
		阴道内放置一块尾纱并固定，黏膜缝合顶端上0.5~1cm	1分
		原则：恢复解剖关系、严密止血、不留死腔、松紧适中	1分
		肛查方法：碘伏纱布缠绕右手示指根部 内容：有无肠线通过、肛门收缩力、血肿征象，指导产妇阴道出血量、颜色	1分
	测量出血量，清理器械、产床	警惕会阴血肿，会阴常规护理	1分
		出血量测量方法准确	2分
		清点器械和敷料纱布，生活垃圾和医疗垃圾及锐器的处理正确	1分
	第四产程护理常规	观察新生儿	1分
		测量新生儿体重、身长，进行早接触、早吸吮	1分
		观察频次及时间：严密观察2小时，4~6次，特殊情况遵医嘱，注意按时观察产妇血压、脉搏等生命体征和一般情况及主诉，并记录	1分
		宫缩强度、宫底高度	1分
		阴道流血量、颜色、有无血肿情况，膀胱是否充盈	2分
		产妇出室前再次检查产妇及新生儿情况，核对新生儿腕带信息无误	1分
		检查病历记录是否完整准确，特殊情况推迟送病房或重点说明（如出血、跌倒风险），与病房做好交接	1分

第六章

会阴神经阻滞麻醉术

会阴神经阻滞麻醉是自然分娩中用于镇痛最常见的方式，主要是通过在产妇会阴双侧注射麻药起到缓解分娩疼痛的作用。会阴神经阻滞麻醉后，阴道弹性得到恢复，从而使得阴道变得松弛，胎头受到的阻力也变小，加快了分娩进程。此外，这种麻醉方式还对会阴体、大阴唇、小阴唇、阴道黏膜均有良好麻醉效果，大幅减少了撕裂发生率以及减轻了撕裂程度，使得局部肌肉得到一定程度的放松，减少会阴侧切发生率。采用会阴部神经阻滞麻醉会显著减轻产妇分娩时的疼痛感。

一、目的

（1）分娩镇痛。

（2）使会阴和阴道肌肉充分放松，有助于阴道手术操作，利于胎儿娩出和减轻会阴裂伤的概率。

二、实施要点

（一）评估患者

（1）评估产妇产程、宫口开大、宫缩情况。

（2）评估外阴皮肤情况。

（二）用物准备

9 号长针头、20ml 注射器、2% 利多卡因 5ml、0.9% 氯化钠注射液 15ml、抢救用品、无菌手套。

（三）操作要点

（1）操作前告知孕妇会阴阻滞麻醉术的目的和作用。

（2）根据会阴条件决定麻醉方法。

（3）摸清坐骨棘的位置，正确选择进针的位置。

（4）0.5% 利多卡因配制方法：用 20ml 注射器抽取 2% 利多卡因 5ml + 0.9% 氯化钠注射液 15ml，连接 9 号长针头，摇匀待用。

（5）消毒方法："个"字消毒法，碘伏消毒 1 遍。

（四）操作方法

（1）产妇进入第二产程，胎头拨露时协助产妇取膀胱截石位，助产士向产妇解释会阴麻醉的意义及目的，解除产妇的顾虑，取得产妇的配合。

（2）"个"字消毒产妇会阴部皮肤，助产士指导产妇正确的呼吸方法，并用碘伏对产道进行润滑，做好解释工作。

（3）在产妇宫缩间歇时将左手示指和中指放入阴道触及坐骨棘做引导，右手用 9 号长针头在左侧坐骨结节与肛门连线中点处进针，先注射 1 皮丘，穿刺针水平位进针直达左侧坐骨棘的尖端，需防止针头穿过阴道刺伤胎儿头皮，再后退少许，转向坐骨棘尖端的内侧约 1cm 处再进针 1.5~2cm，然后回抽注射器，如无回血，即可注入利多卡因 10ml，然后将针头边退边注射至皮下 5ml，再由穿刺点至同侧会阴体处，做扇形浸润麻醉 5ml 即可。

（4）用纱布按压轻柔穿刺点，弥散麻药。

三、护理要点

会阴神经阻滞麻醉比传统麻醉更具安全性，临床疗效较优。通过在产妇会阴双侧进行神经阻滞，具有松弛产妇盆底肌肉，减少生产阻力的作用，在减少胎儿露头时间的同时，降低会阴撕裂严重程度，减少会阴水肿发生率。在提高镇痛效果的基础上，最大限度地放松阴道肌肉，改善生产环境，加快第二产程。双侧会阴神经阻滞麻醉需在第二产程前实行，否则其镇痛效果及降低第二产程时间的作用或可受到影响，不利于产妇自然生产。在自然分娩过程中提倡在无会阴保护基础上进行会阴神经阻滞麻醉，这样可减少会阴周边组织对会阴的压迫性，预防会阴水肿，减少产后不适。在分娩中要鼓励产妇不怕疼痛，引导产妇用力，辅助胎头正位。对个别耐受性较差的产妇，可适当增加麻醉剂量，保证生产进行。

四、操作评分标准

项目	内容和要求	评分标准	分值
准备（5分）	操作者	修剪指甲，穿戴符合手术要求	2分
	物品	物品、药品准备齐全，符合操作要求	3分
评估（5分）	环境	是否安全，光线充足，室温适宜，屏风遮挡	2分
	患者	查对身份，评估患者病情，告知孕妇会阴阻滞麻醉的目的及意义，配合方法，外阴是否有阴道出血，如有出血排除前置胎盘	3分
操作过程（50分）	核对	核对患者床号、姓名、住院号	5分
	体位	取舒适体位	5分
	洗手、戴口罩	洗手规范，戴口罩符合要求	5分
	常规消毒会阴	个字消毒产妇会阴部皮肤	5分
	备药、铺巾	准备药物，再次洗手，戴无菌手套，铺无菌巾	10分
	定位麻醉给药	在产妇宫缩间歇时：将左手示指和中指放入阴道触及坐骨棘做引导，右手用9号长针头在左侧坐骨结节与肛门连线中点处进针，先注射1皮丘，穿刺针水平位进针直达左侧坐骨棘的尖端，需防止针头穿过阴道刺伤胎儿头皮，再后退少许，转向坐骨棘尖端的内侧约1cm处再进针1.5~2cm，然后回抽注射器	10分

续表

项目	内容和要求	评分标准	分值
	定位麻醉给药	如无回血，即可注入利多卡因 10ml，然后将针头边退边注射至皮下 5ml，再由穿刺点至同侧会阴体处，做扇形浸润麻醉 5ml 即可	10 分
观察（10分）	整理	更换会阴垫，协助整理好衣物，取适合体位	3 分
		整理用物，按医疗废物分类处理	4 分
		记录会阴阻滞麻醉情况	3 分
评价（30分）	整体效果	态度端正，条理性佳，效率高	10 分
		操作熟悉，护患沟通好	10 分
		操作前、中、后患者安全，操作前、中、后患者舒适	10 分

第七章

胎头吸引术

使用吸引器是第二产程助产的重要手段之一。产程中的情况随时可能发生变化，每次分娩都可能需要紧急或选择性助产。因此，产科医生及助产士掌握并熟练使用这项助产技术，才能确保分娩安全，减少母婴不良结局。

一、定义

胎头吸引术是利用负压吸引原理，将胎头吸引器置于胎头顶部（使吸引器的杯面中心点位于矢状缝上后囟下 3cm 处，即俯屈点），按分娩机制牵引胎头，配合产力，协助胎儿娩出的一项助产技术。

二、适应证

（1）宫缩乏力和产妇衰竭　这种情况常见于第一产程或第二产程延长时，影响因素为在产程中过早开始用力致使产妇疲劳（且无人陪护）。如果产妇在第二产程早期没有明显屏气用力的迹象，助产人员不应过早让产妇用力，而应等胎头进一步下降时产妇不由自主地用力。第二产程中加强产力可减少器械助产或剖宫产的机会。

（2）第二产程延长　第二产程延长的影响因素为持续性枕横位、枕后位，胎头内旋转受阻，软产道阻塞，胎头下降异常，药物引起的痛觉缺失（硬膜外麻醉），产妇用力差等。此时需要酌情助产结束分娩。

（3）需要缩短第二产程　产妇如合并呼吸及循环系统疾病（心脏病、高血压、哮喘等），颅内病变以及其他需要缩短第二产程的全身性疾病。

（4）瘢痕子宫　既往有剖宫产史或子宫手术史者，建议在第二产程中使用器械助产以减少过度用力。

（5）胎儿问题　可疑胎儿窘迫者。

三、禁忌证

（1）头盆不称或异常胎位　如臀位、面先露或胎位不清。

（2）产道阻塞　如软产道畸形、梗阻。

（3）宫口未开全　宫口未开全，胎先露较高者不可实施助产。

（4）巨大胎儿　巨大儿使肩难产及早产（＜34 周，脑室内出血的危险性大）的概率增加。

（5）其他　产钳助产失败者，子宫脱垂或尿漏修补术后者。

四、操作步骤

（一）操作前评估

（1）母体妊娠期及分娩期状况评估　在使用胎头吸引器助产前对母儿状况进行评估是很重要的。首先，妊娠期和分娩期的合并症及并发症（如产前出血、妊娠合并心肺疾病等）可能是影响阴道分娩的高危因素。其次，整个产程进展情况，如第一产程和第二产程均进展缓慢，估计母儿不良结局会明显增加。如使用硬膜外麻醉分娩镇痛，不但第二产程会延长，产妇屏气用力也会受到影响，可能牵引的力量需要增加，造成的损伤也会增加。此时适当应用小剂量缩宫素加强宫缩是必不可少的。

（2）头盆情况的评估　首先应做阴道检查，排除明显的头盆不称。检查胎方位、胎先露位置的高低、胎头颅骨塑形程度及胎头水肿的范围大小。胎头衔接是指胎头双顶径通过骨盆入口平面，临床上以胎头先露颅骨最低点接近或达到坐骨棘水平（S＝0）

为基准。一般认为，坐骨棘和骨盆入口之间的距离大于胎头先露顶点与双顶径之间的距离，但产程中胎头可能被拉长并形成产瘤。S＝0不一定能说明胎头已经衔接，尤其是当枕后位或胎头塑形严重的情况下。临床医生可以通过腹部检查，判定胎肩到孕妇耻骨联合上的距离来进一步判定胎头入盆的深度。胎肩位于耻骨联合上三横指，说明胎头已衔接，胎肩位于耻骨联合上一横指时，表明胎头颅骨最低点已达S＋3水平（除外前不均倾位）。不同检查者之间可以存在误差。估计胎儿体重也是助产前应考虑的一个重要因素，如胎儿体重＞4500g，肩难产的可能性极大，应以剖宫产结束分娩为宜。

（二）操作前准备

（1）物品准备　胎头吸引器、负压吸引器、100ml注射器1个、一次性负压吸引器1根、血管钳2把、治疗巾2张、纱布4块、无菌手套、聚维酮碘消毒棉球、新生儿抢救设备等。

（2）药品准备　新生儿抢救药品等。

（三）操作过程

（1）评估　评估产妇产程进展，胎方位，胎先露，子宫口开大情况，胎膜，头盆关系，胎儿大小，子宫内状况。

（2）准备　医生、助产士洗手，戴手套，穿无菌手术衣，协助孕妇取膀胱截石位、导尿排空膀胱，用物同正常分娩接生外，另备胎头吸引器1个，灭菌橡皮连接管1根，负压吸引装置1套。

（3）步骤

①会阴消毒、铺消毒巾同正常分娩接产。

②必要时在阴部神经阻滞麻醉下行会阴侧切。

③检查胎头吸引器，口端涂润滑油。

④在后囟前3cm放置吸引杯。方法：左手分开两侧小阴唇，中指、示指及掌侧向下撑开阴道后壁，右手持吸引器将大端下缘向下压，随左手中指、示指伸入阴道后壁，掌面向上挑开右侧阴道壁，使大端该侧滑入阴道内，左手向上提拉前阴道壁，将大端

上入。同法上入左侧，在大端与胎头衔接处检查1周，查有无宫颈等软组织嵌入。

　　⑤调整吸引器小端横柄方向与胎头矢状缝一致，做旋转胎头标记。

　　⑥打开吸引器，负压控制在300mmHg以内，试牵，避免滑脱，沿产轴方向在宫缩时进行牵引，间歇期停止牵引并减少负压，牵力不超过3~4kg。

　　⑦胎头不正时在牵引的同时进行旋转，每次阵缩以旋转45°为宜，助手注意保护会阴。

　　⑧当胎头娩出至可及下颌时撤除吸引器。

　　⑨按分娩机转娩出新生儿，处理同正常分娩接产。

　　⑩有新生儿窒息者实施复苏抢救。

　　⑪协助娩出胎盘，检查处理胎盘及检查新生儿有无头皮血肿等产伤。

　　⑫完善分娩记录及新生儿病历记录。

五、注意事项

　　（1）吸引器安放的位置要正确，避开胎头囟门；抽吸负压后待产瘤形成才能牵引。

　　（2）牵引漏气需查找原因，若滑脱3次以上或3次牵拉无进展、牵引时间超过10分钟不能分娩者，应改用其他助产方式或剖宫产。

　　（3）牵引时用力要均匀，切忌左右摇晃胎头；牵引方向不得突然变换，应始终与吸引器口径成直角。

　　随着二胎政策开放，临床生产中出现越来越多持续性枕横位或枕后位，这会进一步引发难产。过去在阴道分娩助产中主要应用传统吸引器，其较易造成新生儿损伤，而产钳助产对手术医师具有较高的技术和经验要求，一旦操作不当会增加产妇痛苦，所以临床中需对科学、有效的助产方式进行探索。在助产中应用一次性胎头真空吸引器可显著减少剖宫产，并且安全性较高。

第八章

产　钳　术

随着剖宫产术在临床上安全、广泛地使用，产钳助产在产科的应用日益减少，但是它在处理某些难产和保护母婴方面仍能发挥良好的作用。例如子宫收缩乏力、第二产程延长、胎头位置不正、胎儿宫内窘迫、早产儿、臀位以及为了预防产妇体力和精神过度消耗，减少会阴松弛，避免胎头长期受压、缺血等均可采用产钳助产。当前社会上对产钳术助产有很大的认识误区，觉得这对孩子存在极大伤害，其实只要应用产钳的指征得当，完全可以避免去做伤害更大的剖宫产手术。因此产科工作者要做好宣教，努力提高助产技能，力争把分娩对母婴的损伤减小到最低。

一、定义

产钳术是利用产钳作为牵引力，牵拉胎头娩出胎儿的助产技术。常用产钳为短弯型，由左、右两叶组成，每叶产钳又分为四个部分，即钳叶（钳匙）、钳胫、钳锁（钳扣）和钳柄。

根据手术时胎头所处的位置分为高位、中位、低位及出口产钳术（表 3 - 8 - 1）。高位产钳术和中位产钳术风险大，目前临床上已极少采用。

表 3 - 8 - 1 根据胎头位置高低和胎头旋转角度进行产钳助产的分类

类型	分　类
出口产钳	阴道口可见胎儿头皮，但阴唇没有分开，胎儿头颅已达盆底，矢状缝位于前后径上，左枕前或右枕前或枕后位 旋转不超过45°
低位产钳	胎儿先露点在 S + 2cm（≥S + 2cm），但不在盆底 旋转≤45°（左枕或右枕前到枕前位，或左枕或右枕后到枕后位）
中位产钳	旋转 >45°，胎头 S + 2cm 以上，但胎头已经衔接
高位产钳	胎头未衔接，现已不采用

二、适应证

（1）产妇患有心脏病或妊娠高血压疾病等，不宜在分娩时用力，缩短第二产程。

（2）第二产程延长　第二产程延长是一个相对的指征，有很多争论，如果胎儿监护没有显示缺氧证据，产程进展没有显著受阻，特别是硬膜外麻醉镇痛的情况下不必过早干预。倘若孕妇愿意，胎儿情况良好，常允许延长 2 小时，这种做法符合 ACOG 指南。在没有硬膜外麻醉镇痛或胎儿监护参数异常的情况下，如果初产妇第二产程超过 2 小时（经产妇 1 小时），则进行干预。持续性枕后位（OP）和持续性枕横位（OT），是造成第二产程延长的常见原因。

（3）胎儿窘迫。

（4）剖宫产史或子宫瘢痕。

（5）臀位后出头困难。

（6）胎头吸引术失败。

（7）为了保护早产儿头颅避免损伤而行产钳助产仍有争议。若胎儿体重低于 1500g，产钳助产会增加颅内出血的发生率，如自然分娩可做一个足够大的会阴侧切术，如果需要手术干预，可行剖宫产。

三、禁忌证

（1）有明显头盆不称者。

（2）严重胎儿窘迫，估计短时间内不能结束分娩者。

（3）畸形儿、死胎、行穿颅术者。

四、操作步骤

（一）操作前评估

（1）评估孕妇心理状况，向家属和孕妇说明产钳术助产的目的、方法及必要性，缓解孕妇紧张、恐惧心理，取得孕妇及家属的同意并积极配合。

（2）评估胎头下程度、孕妇宫颈扩张程度、会阴情况等。

（3）评估孕妇宫缩情况、胎心率的变化、胎方位等。

（二）操作前准备

（1）物品准备　无菌产钳1副、正常接产包1个、会阴切开包1个、吸氧面罩1个、无菌手套2副、新生儿抢救设备等。

（2）药品准备　麻醉药、抢救药品等。

（三）操作过程

（1）膀胱截石位　消毒外阴、铺巾、导尿。

（2）麻醉　双侧会阴阻滞麻醉。

（3）阴道检查　骨盆、软产道是否正常；胎头骨质部分高低；胎方位；是否有产瘤及颅骨重叠；宫口是否开全；是否破膜；宫缩时胎儿头是否下降。胎方位检查方法：在胎头变形不明显时可以根据大、小囟门的位置及矢状缝确定，最准确的方法是触摸胎儿的耳朵，根据耳廓与耳屏的位置确定枕前位与枕后位。如果摸不到耳朵应警惕胎头位置高，可仔细触摸耻骨联合上有无胎儿头部，枕后位时耻骨联合上胎儿头部有时摸不清。耻骨联合上如可触及胎儿头部，不要轻易拉产钳，一般胎头位置高。通过阴道检查判断是否实施产钳术及判断产钳分类，手术的难易程度，判断是否正确直接影响产钳的结果。

（4）切开会阴，注意根据胎儿大小及产钳难易程度决定侧切口大小，多为左侧会阴切开术。

（5）放置左叶产钳，术者左手以持笔式握左叶产钳柄，右手放在胎头与阴道壁之间，将产钳叶沿右手掌伸入，用右手引导产钳叶徐徐向胎头左侧滑行，最后将产钳左叶置于胎头左侧面，扣在耳朵的位置是最理想的，助手保持钳柄位置。

（6）放置右叶产钳，术者以右手握右叶产钳柄，左手放在胎头与阴道壁之间，将产钳叶沿右手掌伸入，用左手引导右叶产钳徐徐向胎头右侧深部滑行。右手持钳柄与右叶钳柄交合。

（7）锁扣两叶，产钳位置正确交合容易，如不能交合不要强行扣合，应检查胎方位重新放置。

（8）检查产钳两叶放置的位置，矢状缝应该位于两叶中间纵行。如果矢状缝倾斜，存在额乳突位的可能性，如交合困难，需重新放置，检查胎方位。

（9）宫缩时合拢钳柄按骨盆轴方向向下缓慢牵拉，到枕骨面处时逐渐将钳柄向上移动，使胎头逐渐仰伸而娩出。

（10）胎儿胎盘娩出后仔细检查宫颈与阴道有无裂伤，缝合伤口。

（四）枕后位产钳

如果手转胎头不易进行，在枕后位上产钳是安全的选择。持续性枕后位的原因通常是类人猿骨盆。枕后位产钳增加胎儿头娩出的径线，需要更大的牵引力量。用力的方向是重要的。产钳的放置方法与枕前位有所不同，先平行向前用力，直至胎头前额娩出耻骨弓时将产钳柄逐渐上提，胎头屈曲，枕骨结节超过会阴后，再将产钳轻轻压下，使胎头前额与面部娩出，一般取出产钳时，先取出右叶产钳，再取出左叶产钳。

枕后位产钳因胎头径线大，牵拉用力大，容易造成会阴裂伤，侧切要足够大，牵拉过程中助手要注意保护会阴，特别是在胎头娩出时。

（五）剖宫产产钳术

剖宫产胎头高浮、子宫切口不足、胎儿大或麻醉不满意时均可采用产钳助娩。从子宫切口部位用产钳娩出胎头，能减少切口的延裂。可用单叶产钳，利用杠杆作用将胎头娩出。也可用短柄的双叶产钳牵拉胎儿头部。

五、注意事项

（1）操作应准确、谨慎，如果在胎位检查不清、头盆不称、产钳位置不正确等情况下放置产钳，可能引起胎儿颅内出血、头面部软组织损伤、面神经麻痹、眼球压伤和母体软产道损伤等并发症。

（2）正确判断胎头入盆情况，防止因胎头变形或水肿、产瘤所造成的假象，应注意胎头颅骨最低点所在的位置，如果胎头双顶径在坐骨棘水平以上，不应进行产钳助产。

（3）胎头娩出时注意保护会阴，防止侧切伤口延长。

（4）术后常规检查软产道有无裂伤，有裂伤者应及时缝合。

正确使用产钳助产术能有效缩短第二产程，快速结束分娩，对母婴影响较少，对解决难产，减少母婴并发症、保证母婴安全、降低剖宫产率有积极意义，是一种安全、有效的阴道助产方法。

第九章

剖 宫 产 术

剖宫产术，命名起源于公元前 100 年罗马帝王 Julius Cesdr 经由剖宫产出生的传说。因为剖宫产术有可能拯救处于危险中的母婴，又是所有外科手术中历史最为悠久的手术之一，因此给人一种神秘与神圣的感觉。伴随麻醉学、解剖学、生理学和控制感染等措施的进步及手术缝合材料的改进，手术方式不断创新，手术的安全性有很大提高，已成为解决难产和某些产科并发症，挽救产妇和围产儿生命的有效手段。

一、适应证

（一）难产

（1）头盆不称　骨盆明显狭窄或严重畸形，是选择性剖宫产的绝对指征。相对头盆不称需要准确检查骨盆情况及判断胎儿大小，一般需经过试产。

（2）软产道异常　软产道畸形，高位阴道完全性横膈、软产道手术史，生殖道瘘修补术后，较严重的阴道瘢痕狭窄，严重的外阴、阴道静脉曲张。

（3）胎儿异常　初产臀位或臀位估计胎儿体重≥3500g，足先露。横位、异常胎方位（高直位、额位、颜面后位）。双胎胎头嵌顿、第一胎横位或臀位而第二胎头位，估计可能出现胎头交锁或已发生胎头交锁。巨大儿，特别是估计胎儿体重 >4200g，B

超提示胎儿胸围明显增大者，肩难产机会增加。

（4）脐带脱垂，但胎儿存活。

（5）胎儿窘迫，胎盘功能不良，羊水过少。胎儿窘迫在我国有些地区已成为剖宫产第一位指征，手术前诊断与手术后诊断的符合率比较低，这种"过度诊断"的情况应通过加强多种手段监护解决。

（6）产力异常　原发性、继发性宫缩乏力，宫缩不协调或强直性子宫收缩出现胎儿窘迫。

（7）剖宫产史　伴随第一胎剖宫产率的增加，剖宫产后妊娠分娩问题已成为产科的重要问题，剖宫产史已成为美国第一位剖宫产指征。

（二）妊娠并发症

（1）重度子痫前期或子痫，短时间内不能阴道分娩或有引产禁忌证；合并心力衰竭，肝、肾功能损害，应剖宫产结束分娩。

（2）妊娠晚期出血　胎盘早剥，完全性前置胎盘，部分性或边缘性前置胎盘，出血多，短时间内不能阴道分娩。

二、剖宫产术的手术方式

（一）子宫下段剖宫产术

为临床上最常用的剖宫产术，切口在子宫下段，宫壁较薄，血窦少，术中出血少，也便于止血；子宫切口因有膀胱腹膜反折覆盖，伤口愈合较好，瘢痕组织少，术后与大网膜、肠管粘连或腹膜炎较少见；术后切口愈合好，再次妊娠分娩时破裂率较低，故该术式已成为目前临床上常规剖宫产术的方法。多选用子宫下段横切口术。

（二）子宫体部剖宫产术

子宫体部剖宫产术又称古典式剖宫产术，切口在子宫体部，为直切口，操作简单、方便。但是切口愈合不如子宫下段剖宫产术，再次妊娠时瘢痕裂开的可能性大，因此已很少用。仅用于为抢救产妇和胎儿需要紧急剖宫产者。

（三）腹膜外剖宫产

子宫下段剖宫产术各步骤均在腹膜外进行，不进入腹腔，需要分离推开膀胱子宫反折腹膜暴露子宫下段。其特点是手术避免对腹腔脏器功能干扰及感染的扩散，术后恢复快。

三、操作步骤

（一）麻醉方法

一般采用连续硬膜外麻醉，也可选用腰部麻醉，对于胎儿急需娩出或无麻醉条件时也可采用局部麻醉。取仰卧位或左侧倾斜15°～20°卧位，对于心脏病、呼吸功能不全者可采取半卧位。

（二）术前准备

（1）腹部准备，术前皮肤准备同一般开腹手术。

（2）放置并留置导尿管。

（3）术前4小时禁止使用吗啡等呼吸抑制药，避免发生新生儿窒息。

（4）择期剖宫产术者，手术前晚可进流食，手术当日早晨禁食，急诊剖宫产者立即禁食。术前备血，贫血者酌情输血。

（5）胎膜早破者，术前应用抗生素预防感染。

（6）备好抢救新生儿窒息的物品和药品，如氧气、新生儿吸氧面罩等。

（7）助产士携带新生儿的衣被等到手术室候产。

（8）向产妇解释剖宫产术的必要性和手术过程以及相关知识，耐心解答产妇的疑问，消除产妇的思想顾虑，取得产妇的配合。

（9）药物过敏试验，如普鲁卡因、青霉素药物进行试敏。

（10）产妇去手术室前听一次胎心并做好记录。

（三）手术过程

（1）切口消毒　腹部常规消毒、铺无菌巾。

（2）切口腹壁　一般采用腹壁横切口，但若麻醉条件不好或技术条件不具备也可选择纵切口。

（3）切开子宫　探查子宫位置，分清是右旋还是左旋，明确子宫切口位置。切开子宫下段腹膜，在腹膜附着膀胱顶部约2cm或更高处在下段腹膜处做一小横切口，这部分腹膜与子宫下段肌层疏松粘连，很易分离，可酌情下推膀胱。撕开子宫下段肌层，切开子宫肌层2~3cm，将切口向两侧撕开，长10~12cm。

（4）娩出胎儿、胎盘　用血管钳刺破羊膜，并扩大破口，吸净羊水后，娩出胎儿，结扎脐带。静脉注射缩宫素10~20U。娩出胎盘。

（5）缝合子宫切口　用0号或1号肠线分两层缝合，第一层全层连续缝合，不穿透子宫内膜层。第二层连续缝合子宫下段浅肌层。

（6）缝合腹壁　检查盆腔内有无出血，探查子宫及双侧附件有无异常，清洗腹腔。清点器械、敷料无误后分层缝合腹壁各层。

四、操作评价标准

项目	内容和要求	评分标准	分值
评估（5分）	评估母亲情况	核对母亲信息	2分
		评估母亲孕期产检情况（是否存在并发症）	1分
	评估胎心情况	听胎心	1分
	评估环境	环境温度在26~28℃，适于操作	1分
操作前准备（10分）	护士准备	着装整齐，戴口罩、圆帽，洗手	2分
	用物准备	备齐新生儿抢救用物，打开辐射暖台、吸引器	5分
	环境准备	安全、安静、清洁、舒适	3分

续表

项目	内容和要求	评分标准	分值
操作过程（70分）	准备新生儿衣物	将新生儿衣被铺于新生儿车内放在辐射暖台旁预热	2分
		核对产妇床号、姓名	3分
	填写联络单	完善联络单上母亲相关信息	2分
	准备接新生儿	待二线医生上台后，穿手术衣，戴无菌手套	2分
		由手术室护士递消毒巾托在双手上准备迎接新生儿	3分
	处理新生儿	新生儿放于辐射暖台上	1分
		保暖	1分
		摆正体位	1分
		吸痰	1分
		进行 Apgar 评分	1分
	处理脐带	断脐前脐轮上 5cm、脐周 5cm 消毒 2 遍	4分
		距脐带根部 0.5～1cm 处结扎第一根气门芯	1分
		距第一根气门芯上方 0.5～1cm 处结扎第二根气门芯	1分
		距第二根气门芯上方 0.5～1cm 处断脐	1分
		处理残端烧灼、消毒时不接触到婴儿皮肤	1分
		用 0.9%氯化钠注射液棉球擦双眼	1分
		检查新生儿外观及是否有畸形	6分
	核对性别	将新生儿抱至产妇前，让其辨别性别	5分
	测量身长、体重	测量新生儿身长	2分
		体重	2分
	给新生儿穿衣	先将新生儿帽子戴上	1分
		再穿衣服	1分
	早接触	协助新生儿与产妇进行皮肤接触	5分
	处理胎盘	接过胎盘，放于处置台上，查看胎盘小叶、胎膜是否完整	3分
		测量胎盘大小、脐带长度	2分
	完善联络单	填写新生儿出生时间、性别、身长、体重	2分
		填写胎盘信息	1分

续表

项目	内容和要求	评分标准	分值
	系脚腕条	填写新生儿脚腕条，与产妇核对后系在新生儿右脚腕上再让产妇手写另一个脚腕条，系在左脚腕上	5分
	收仪器	推辐射暖台、婴儿车回仪器间	2分
	回婴儿室	在手术室门口叫上产妇家属一起回婴儿室	1分
		在婴儿室门口与产妇家属核对新生儿性别、脚腕条	1分
		在婴儿室内在新生儿出生记录单上按新生儿右足印	1分
		肌内注射维生素 K_1	1分
	办理新生儿病历	与产妇家属交待新生儿住院注意事项，并签字	3分
操作后处理（10分）	推回母婴同室	与产妇家属一同将新生儿推回母婴同室	2分
		带产妇回病房后进行新生儿早吸吮	2分
	整理用物	清洗器械	2分
		污物处置符合院感要求	2分
	洗手，记录	填写胎盘登记本	1分
		填写新生儿分娩本	1分
整体评价（5分）	综合评价	新生儿处理及时，符合要求	1分
		动作轻柔，有爱伤观念，无菌观念强	2分
		操作熟练，程序流畅	2分

五、术后注意事项

（1）胎儿娩出后协助处理新生儿、抢救新生儿。

（2）术后一般护理同其他开腹手术。腹部伤口处压沙袋预防伤口渗血。

（3）注意观察 产妇被送回病室时，病房责任护士应向手术室护士了解手术过程、麻醉类型、术中情况及用药情况；测量血压、脉搏、呼吸；检查输液管，了解切口、阴道流血和引流情况；检查导尿管的通畅情况，并认真做好记录。每日观察腹部切口有无渗血、红肿、硬结、感染等，注意观察子宫收缩情况和阴道流血情况，阴道流血多者遵医嘱给予缩宫素。注意观察尿量、尿色，若发现血尿及时报告医生。

（4）硬膜外麻醉者，术后 6~8 小时去枕平卧位，术后第二天改半卧位，情况良好者鼓励下床活动，有利于恶露排出和术后恢复。术后 6~12 小时可进流质饮食，但禁食牛奶、豆浆、糖水等。1~2 天后改为半流质饮食，肛门排气后改为普食。

（5）减轻伤口疼痛　术后麻醉作用消失后，产妇会感到切口疼痛。应耐心解释疼痛的原因，教会产妇分散注意力的方法，指导产妇翻身、咳嗽时轻按腹部两侧以减轻疼痛，也可运用腹带减轻切口张力。协助产妇取舒适的体位，减少不良刺激，促进睡眠。按医嘱给予止痛药物。

（6）剖宫产术后常规留置尿管，24 小时后拔除尿管，拔管后注意产妇排尿情况。

（7）每日两次擦洗外阴，避免引起局部感染或泌尿道的上行感染。

（8）健康教育　教会产妇出院后床上做产褥期保健操；注意补充高热量、高蛋白、高纤维素的食物和蔬菜；产后 6 周禁止性生活；术后避孕两年。

（9）手术应用恰当能使母婴转危为安。但是轻率进行手术也会造成各种严重并发症，如术中大出血、产后晚期出血、感染、瘢痕子宫再次妊娠可能发生破裂的危险等，因此，作为产科工作者应严格掌握适应证、无菌操作和规范操作，切勿盲目进行手术。

第十章

人工剥离胎盘术

第三产程及胎盘娩出期需 5～15 分钟，若 30 分钟胎盘未娩出，仍有部分或全部胎盘或者胎膜留在子宫内在医学上被称为胎盘滞留，这极易导致产妇大量出血，进一步导致产妇出现失血性休克，可对产妇的生命造成严重威胁。常见原因有膀胱充盈、胎盘嵌顿、胎盘剥离不全。

一、定义

人工剥离胎盘术又称徒手剥离胎盘术，是采用手法剥离并取出滞留于宫腔内的胎盘组织的手术。正确、及时地施行人工剥离胎盘术是预防和减少产后出血的重要环节。

二、适应证

（1）第三产程已达 30 分钟，胎盘尚未娩出者。

（2）剖宫产，胎儿娩出 5～10 分钟，胎盘仍未娩出者。

（3）胎盘部分剥离，未到 30 分钟而出血超过 200ml 以上者。

三、操作步骤

（一）操作前评估

（1）评估产妇心理状况，向产妇说明行人工剥离胎盘术的目的及必要性，取得配合。

（2）评估产妇生命体征情况，发现异常及时通知医师。

（3）评估产妇的宫缩情况、阴道流血情况、宫颈条件及宫颈口闭合情况。

（二）操作前准备

（1）物品准备 无菌手套1副，无菌手术衣1件，导尿管1根，会阴消毒包1个，无菌洞巾1个，0.5%碘伏溶液500ml，5ml注射器1个，抢救车。

（2）药品准备 阿托品0.5mg及哌替啶50mg，缩宫素注射剂，麦角新碱，抢救药品。

（三）麻醉

术者手能顺利通过子宫颈口时，无需麻醉。子宫颈内口较紧者，可以肌内注射哌替啶50～100mg及阿托品0.5mg，也可选择其他药物或进行全身麻醉。

（四）操作过程

（1）产妇保持膀胱截石位或屈膝仰卧位，导尿以排空膀胱。

（2）重新消毒外阴，铺无菌洞巾，术者更换无菌手术衣及无菌手套。

（3）术者一手五指并拢，沿脐带伸入宫腔，找到胎盘边缘，掌心向上，以手掌尺侧缘钝性剥离胎盘，另一手在腹壁协助按压子宫底。

（4）待胎盘全部剥离，手握胎盘取出，若无法剥离，应考虑胎盘植入，切忌强行或暴力剥离。

（5）胎盘取出后应仔细检查是否完整，若有缺损应再次徒手伸入宫腔清除残留胎盘及胎膜，必要时行刮宫术。

（6）胎盘取出后立即测量出血量，遵医嘱给予止血剂。

（7）手术全过程密切观察产妇的生命体征，必要时备血、输血。

四、注意事项

（1）术中应备血，若失血多，一般情况较差者，应在输液、输血的情况下进行，密切观察产妇的生命体征变化。

（2）操作必须轻柔，切忌用暴力强行剥离或用手指抓挖子宫壁，以免损伤子宫壁。

（3）剥离时如发现胎盘与子宫壁之间无明显界限，剥离确实困难，应考虑胎盘植入，停止操作，改行子宫切除术。

（4）取出胎盘后立即检查胎盘是否完整，如有少量胎盘胎膜缺损，可用大号刮匙轻刮 1 周。

（5）术后常规使用缩宫素及抗生素。

为减少人工剥离胎盘发生率，应增强妇产科就诊人员的健康教育，尽量避免流产以及剖宫产。平时注意查体，及时处理妇科疾病。在孕前以及产前应加强卫生教育以及相关知识的宣教，做好相关检查加以预防。

第十一章

会阴裂伤缝合术

　　会阴裂伤是阴道分娩时最常见的一种软产道损伤。胎儿在阴道娩出会阴部的过程中，因外力作用过于强烈或助产者未进行有效的外阴保护，造成产妇阴道口和肛门口之间发生楔形裂伤。经阴道分娩会阴裂伤多见于初产妇，可造成产妇产后出血，产褥期恶露排出的情况下，导致创口细菌感染，患者表现为局部红肿热痛，体温升高，严重者会阴裂伤累及直肠壁，影响正常大、小便，患者的痛苦程度极高。经阴道分娩产妇会阴裂伤需早期进行缝合手术，护理干预对于手术治疗效果有着至关重要的意义。

一、定义

（一）会阴裂伤的分度

　　（1）会阴Ⅰ度裂伤　仅皮肤、黏膜和会阴浅筋膜撕裂，未达肌层，会阴体完整，出血不多。

　　（2）会阴Ⅱ度裂伤　会阴撕裂伤深达会阴体肌层，不同程度地累及阴道后壁，常沿两侧阴道沟向上延伸，重者达阴道穹窿，导致阴道后壁呈舌形撕裂，肛门括约肌完整，解剖结构模糊，出血较多。

　　（3）会阴Ⅲ度裂伤　会阴阴道裂伤累及肛门括约肌甚至直肠。肛门括约肌包膜及部分肛门括约肌撕裂为Ⅲ度不完全裂伤，肛门括约肌完全撕裂为Ⅲ度完全裂伤。

（4）会阴Ⅳ度裂伤　肛门、直肠和阴道完全贯通，直肠腔外露，组织损伤严重，出血量可不多。

二、会阴保护方法

RCOG（2015）指南中会阴保护措施包括以下几个方面。

（1）左手控制胎头下降速度。

（2）右手进行会阴保护。

（3）产妇在胎头着冠时切忌用力。

（4）根据危险人群考虑会阴侧切。

三、产时会阴裂伤的原因

（1）急产。

（2）缩宫素使用不当。

（3）巨大儿。

（4）接生者技术不娴熟。

四、会阴裂伤的预防

（一）热敷

若产妇告知身体某处疼痛或有迹象显示其焦虑、肌肉紧张，可提供湿热毛巾（45～49℃），热敷15分钟左右，每15分钟更换1次，直到进行分娩。第二产程热敷产妇会阴部能促进盆底肌肉松弛，减轻疼痛。

热敷能增加局部皮肤温度、血液循环和组织新陈代谢，能降低肌肉痉挛和提高痛阈，还可以减少"应激反应"（表现为颤抖和鸡皮疙瘩）。局部热敷和热毛毯包裹可使产妇平静，同时对于皮肤痛觉较敏感的产妇可增加她们对按摩的耐受性。

（二）冷敷

若产妇告知骶部疼痛，可用冰袋、冷湿毛巾、盛有冷水或冷饮的塑料瓶或其他冷敷物在产妇骶部或会阴冷敷；若产妇痔疮过度疼痛，第二产程可在产妇肛门处冷敷，以减轻痔疮疼痛；分娩后冷敷会阴部可减少会阴部肿胀或裂伤缝合的疼痛。

冷敷对肌肉骨骼和关节疼痛有特殊作用，它能减少肌肉痉挛（比热敷持续时间更久）。冷敷因降低了组织温度而使产妇局部知觉降低，能够减慢疼痛和其他感觉神经元的传导。冷敷也可冷却皮肤，减轻肿胀。

（三）按摩

会阴部按摩旨在促进产妇放松、降低疼痛。多种形式的触摸或按摩传递给产妇一种关怀、安慰和理解或非语言的支持。

消毒外阴后，助产士右手戴无菌手套，会阴部、右手示指及中指用足够的按摩油湿润，在宫缩时用右手示指、中指轻轻置入会阴体部至手指第2关节处，从3点~9点以顺时针方式做环形按摩，宫缩间歇时按摩会阴部3~5次，动作轻柔，注意用力均匀，避免损伤阴道，直至胎头着冠时停止会阴按摩。按摩时间切勿过长，以30分钟左右为宜。避免反复按摩致使会阴水肿增加；按摩时需要用力均匀、手法轻柔，避免会阴水肿发生；严密监护胎心、羊水情况，观察产程进展，若分娩困难则需给予剖宫产术。

（四）透明质酸

在会阴部注射透明质酸被广泛地应用于减少会阴裂伤、疼痛。透明质酸是一种酶的复合物，可增加细胞膜和血管的渗透性，松弛皮肤与皮下肌肉间的结缔组织，使其更不容易受到机械力和扩张力的损伤。但目前对于最佳的透明质酸注射量仍存在争议，并不确定。

五、注意事项

（1）按解剖关系将裂口对合整齐，逐层进行缝合。

（2）彻底止血，不留死腔，应在阴道黏膜裂口顶端上方0.5cm处开始缝合。

（3）缝线不宜过紧、过密，针距约为1cm。

（4）注意无菌操作，术毕常规肛查，如发现肠线穿透直肠必须拆除重缝，以免发生肠瘘。

在产科服务质量的评估项目中，产后会阴裂伤和会阴伤口的愈合情况是一项重要的评价指标。深Ⅱ度以上的会阴裂伤伤口累及范围广，愈合难度大，一直是助产士关注的重点。会阴裂伤伤口采用何种方式缝合，对伤口愈合及盆底功能恢复有重要影响。采取合适的缝合方式，能有效减少并发症，提高甲级愈合率，具有重要的临床价值。

第十二章

会阴侧切缝合术

会阴侧切是在产妇会阴部做一斜形切口，以保障胎儿顺利出生的一种手术。侧切可以保护产妇的盆底肌肉，防止产妇会阴撕裂。

会阴侧切时采用阴部神经阻滞能够迅速减轻产妇疼痛症状，并对盆底肌与会阴部形成良好的松弛作用，进而保障助产士的临床操作，有助于胎儿顺利娩出。会阴侧切内皮缝合的位置较为特殊，会阴部位的血液循环较为丰富，在侧切术后产妇容易出现充血、水肿等现象，在缝合的过程中应注意，一定要用力均匀，缝合线应松紧适当，这样也利于组织的愈合。

一、定义

会阴侧切缝合术即会阴后 – 侧切开术多为左侧，阴部神经阻滞麻醉联合会阴切口局部麻醉生效后，术者于宫缩时以左手示、中两指伸入阴道内撑起左侧阴道壁，右手用剪刀自会阴后联合中线向左向后45°剪开会阴，长 4～5cm。

二、会阴切开指征

（1）会阴体过长或过短，会阴组织坚韧、弹性差，水肿，瘢痕等或遇急产时会阴未能充分扩展，估计胎头娩出时将发生 Ⅱ 度以上裂伤。

（2）各种原因所致头盆不称。

（3）曾做会阴切开缝合的经产妇或修补后瘢痕大，影响会阴扩展者。

（4）产钳助产、胎头吸引器助产或初产臀位经阴道分娩者。

（5）巨大儿、早产、胎儿宫内发育迟缓或胎儿宫内窘迫需减轻胎头受压并及早娩出者。

（6）产妇患心脏病或高血压等疾病需缩短第二产程者。

三、操作步骤

（一）操作前评估

（1）评估环境安全、安静、整洁、舒适，温度适宜，符合无菌操作要求。

（2）母婴评估　产妇的血压、脉搏、呼吸、宫缩、产程情况、配合程度、有无并发症和合并症、骨盆条件、会阴条件、胎儿大小、胎心及羊水情况。

（二）操作前准备

（1）向产妇解释操作目的，以取得合作。

（2）助产士着装整齐，符合接生要求，行外科手消毒，穿无菌衣，戴无菌手套。

（3）台下助产士打开会阴侧切缝合包。

（三）操作过程

（1）术者站于产床右侧，与台下助产士清点器械、纱布、缝针。

（2）皮肤消毒　用碘伏棉球以切口为中心由内向外消毒2次，直径大于10cm。

（3）麻醉　用2%利多卡因5ml加入0.9%氯化钠注射液15ml稀释后，进行阴部神经阻滞及局部浸润麻醉。

（4）判断会阴切开的时机　根据宫缩情况，在胎头即将着冠或估计2～3次宫缩后胎头即可娩出时行会阴切开术。

（5）会阴切开（左侧为例）　术者左手示、中两指放入胎先露与左侧阴道壁之间，并稍分开。右手持切开剪，一叶置于阴道外，一叶沿示、中两指间放入阴道。自会阴后联合处左下方与正中线呈 45°~60°，剪刀刃与皮肤垂直，在宫缩时一次全层剪开皮肤及阴道黏膜，切口应整齐，内外一致，长 3~5cm。

（6）准备接生。

（7）胎儿、胎盘娩出后，仔细检查会阴切口有无延伸及软产道有无裂伤、血肿，分清解剖层次进行缝合。

（8）用无菌 0.9% 氯化钠注射液冲洗侧切伤口。

（9）取无菌会阴垫铺于臀下。

（10）取带尾纱布放入阴道，用可吸收线从切口顶端上方超过 0.5~1cm 处开始缝合，可间断或连续缝合阴道黏膜、黏膜下组织，至处女膜外缘打结，对齐两侧处女膜缘；间断缝合肌层和皮下组织；用碘伏棉球再次消毒切口两侧皮肤，采用皮内缝合法或间断缝合皮肤。缝合过程中注意对合整齐，恢复原解剖关系，松紧适宜，严格止血，不留死腔，缝线不宜过深，以防穿透直肠黏膜。

（11）缝合结束，取出阴道带尾纱布，阴道检查软产道及缝合情况。

（12）用碘伏棉球将切口及周围皮肤擦洗干净，覆盖碘伏纱布于切口上。

（13）肛检缝线有无穿透直肠黏膜。与台下助产士清点器械、纱布、缝针。

（14）产妇臀下垫一次性记血量产妇纸，以准确测量产后出血量。

（15）助手将产床调节至水平位，协助产妇向健侧卧位，注意保暖。

（16）整理用物，垃圾分类处理。

（17）洗手，记录。

四、操作评分标准

项目	内容和要求	评分标准	分值
评估（5分）	环境评估	环境安全、安静、整洁、舒适，温度适宜，符合无菌操作要求	2分
	母婴评估	符合会阴切开指征	3分
操作前准备（10分）	解释	向产妇解释操作目的，以取得合作	3分
	着装符合要求	助产士着装整齐，符合接生要求	1分
		行外科手消毒	2分
		穿无菌衣	1分
		戴无菌手套	1分
	打上侧切包	台下助产士打上会阴侧切缝合包	2分
操作过程（70分）	清点物品	术者站于产床右侧，与台下助产士清点器械、纱布、缝针	4分
	皮肤消毒	用碘伏棉球以切口为中心由内向外消毒2次	2分
		直径大于10cm	1分
	麻醉	用2%利多卡因5ml加入0.9%氯化钠注射液15ml稀释	3分
		进行阴部神经阻滞及局部浸润麻醉	3分
	会阴切开的时机	根据宫缩情况，在胎头即将着冠或估计2～3次宫缩后胎头即可娩出时行会阴切开术	2分
	左侧会阴切开	术者左手示、中两指放入胎先露与左侧阴道壁之间，并稍分开	2分
		右手持切开剪，一叶置于阴道外，一叶沿示、中两指间放入阴道	2分
		自会阴后联合处左下方与正中线呈45°～60°，剪刀刃与皮肤垂直	3分

续表

项目	内容和要求	评分标准	分值
左侧会阴切开		在宫缩时一次全层剪开皮肤及阴道黏膜，切口应整齐，内外一致，长 3~5cm	3分
压迫伤口		用无菌纱布压迫止血，做好会阴保护准备	2分
检查伤口		胎儿、胎盘娩出后，仔细检查会阴切口有无延伸	2分
		软产道有无裂伤、血肿	2分
		分清解剖层次进行缝合	4分
缝合		用无菌0.9%氯化钠注射液冲洗侧切伤口	2分
		取无菌会阴垫铺于臀下	1分
		取带尾纱布放入阴道	3分
		用可吸收线从切口顶端上方超过0.5~1cm处开始缝合	5分
		可间断或连续缝合阴道黏膜、黏膜下组织，至处女膜外缘打结，对齐两侧处女膜缘	2分
		间断缝合肌层和皮下组织	2分
		用碘伏棉球再次消毒切口两侧皮肤，采用皮内缝合法或间断缝合皮肤	2分
缝合要点		缝合过程中注意对合整齐，恢复原解剖关系	2分
		松紧适宜，严格止血	1分
		不留死腔	1分
		缝线不宜过深，以防穿透直肠黏膜	1分
检查缝合情况		缝合结束，取出阴道带尾纱布	2分
		检查软产道及缝合情况	2分
消毒伤口		用碘伏棉球将切口及周围皮肤擦洗干净，覆盖碘伏纱布于切口上	1分
		肛检缝线有无穿透直肠黏膜	1分
		与台下助产士清点器械、纱布、缝针	2分

续表

项目	内容和要求	评分标准	分值
操作后处理（10分）	协助产妇垫记血垫，恢复体位	产妇臀下垫一次性记血量产妇纸，以准确测量产后出血量	2分
		助手将产床调节至水平位，协助产妇向健侧卧位，注意保暖	3分
	整理	整理用物	4分
		垃圾分类处理	4分
	洗手，记录	洗手	1分
		记录	1分
结果标准（5分）	综合评价	产妇体位符合要求	1分
		动作轻柔，有爱伤观念	1分
		无菌观念强	1分
		操作熟练，程序流畅	1分
		相关知识回答正确	1分

五、注意事项

（1）会阴切开一般取左侧切口，故产妇以右侧卧位为佳，以免恶露浸渍切口，影响愈合。

（2）每天进行外阴擦洗、消毒2次，并观察外阴伤口有无渗血、红肿等，如发现有感染现象及时报告医生做出相应处理，遵医嘱酌情应用抗生素预防或控制感染。

（3）外阴伤口肿胀疼痛明显或有硬结者，可用50%硫酸镁或95%的乙醇湿热敷，每天2次，每次15分钟，或进行理疗。

会阴侧切缝合技术有很多注意事项需要引起医疗人员的高度重视。首先，要把握会阴切开术选择切开的准确时机，如果出现过早切开的情况，那么胎儿娩出的时间会延长，组织暴露时间也会增加，引发感染的概率则增大；如果是会阴皮肤高度膨隆，出现苍白时再切就过晚，容易发生组织撕裂情况，导致后续的缝合工作困难，如果产妇阴部组织较厚，那么失血就会大大增加。其次，侧切会阴的长度应控制好，预防切开会阴后再次撕裂，切开后出现的小动脉活动性出血情况则要应用丝线结扎，必要的渗血处理则通过纱布压迫止血。再者是进行阴道黏膜切口顶端的第一针缝合时，要尽可能比顶端高出 0.5 ~ 1cm，预防断裂的血管回缩导致血肿的发生，缝针也不能过密，结扎要控制好松紧，否则会影响产妇的血液循环。如果产妇切口底部比较深，与直肠较近，那么医疗人员要注意用手指伸入其中引导缝针，避免缝针损伤直肠壁。完成缝合后医疗人员要注意常规进行阴道检查，将纱布取出，一旦有底部过深再缝合的情况还要注意进行肛查，直到确定缝针没有穿过产妇直肠壁，才能完成缝合。

第十三章

胎心外电子监护技术

近年来，胎心外电子监护在产前和产时的应用越来越广泛，已经成为产科不可缺少的辅助检查手段。其优点是能连续观察并记录胎心率的动态变化，同时描记子宫收缩和胎动情况，反映三者间的关系。

一、定义

胎心外电子监护是通过胎心基线率水平、胎心基线变异、周期性胎心改变来综合判断胎儿储备能力，评估胎儿宫内安危情况。

二、操作步骤

（一）操作前评估

（1）孕妇评估　确定胎方位及胎心位置，评估孕妇腹部皮肤情况、胎儿情况。

（2）环境状况　安全、安静、清洁、舒适。

（二）操作前准备

（1）护士准备　着装整齐，洗手，戴口罩。

（2）用物准备　胎心监护仪、耦合剂、纱布、快速消手液。

（3）患者准备　向孕妇解释操作目的，以取得合作。

（三）操作过程

（1）携用物至床旁，核对、解释，交待注意事项。

（2）调节室温，嘱孕妇排空膀胱。

（3）接电源，打开胎心监护仪开关，检查仪器是否完好。

（4）打开屏风遮挡，暴露腹部，产妇取 15°斜坡左侧卧位 30°。

（5）将腹带从孕妇腰下穿过，四步触诊，查清胎方位，将胎心探头涂耦合剂听胎心音最响部位，再将胎心探头用腹带固定于孕妇腹部。

（6）用腹带将宫腔压力探头固定于宫底部腹部平坦处（宫缩探头不能涂耦合剂）。

（7）将宫缩压力调零，胎心音量调到合适程度，按打印键，打印监护曲线。

（8）胎儿反应正常时行胎心外电子监护 20 分钟，若异常则延长监护时间。监护过程中如发现胎心明显变弱或曲线打印不连续，需调整探头位置。

（9）监护结束后，关闭胎心监护仪开关，取下腹部探头，擦净腹部耦合剂和胎心探头耦合剂，将探头固定好。协助孕妇穿好衣裤，取舒适体位。

（10）拔出电源，取下打印的胎心监护曲线纸，胎心监护仪放固定位置。

（11）整理用物，污物处置符合院感要求。

（12）洗手，记录。

三、三级电子胎心监护判读标准

三级电子胎心监护判读标准见表 13-1。

表 13－1　三级电子胎心监护判读标准

类型	分　类	意　义
I 类	包含以下各项： 胎心率基线 110～160 次/分 基线变异为中度变异 无晚期减速及变异减速 存在或者缺乏早期减速 存在或者缺乏加速	提示胎儿酸碱平衡正常，可常规监护，不需采取特殊措施

续表

类型	分　　类	意　　义
Ⅱ类	包含除外Ⅰ型和Ⅲ型的所有图形 包含基线率：心动过缓不伴有基线变异消失，心动过速 胎心基线变异：轻度基线变异；不伴反复减速的基线变异消失；显著的基线变异 加速：胎儿受刺激后没有发生加速 周期或间断减速：反复可变减速伴有轻度或中度基线变异；延长减速，2~10分钟 反复晚期减速伴有中度基线变异；可变减速伴有其他特性，如恢复至基线缓慢，"基线型"或"双峰型"	不能说明存在胎儿酸碱平衡紊乱，但是应该综合考虑临床情况、持续胎心监护、采取其他评估方法来判定胎儿有无缺氧，可能需要宫内复苏来改善胎儿状况
Ⅲ类	胎心率基线无变异并且存在下面任何一种情况：复发性晚期减速；复发性变异减速；胎心过缓（胎心率基线<110次/分）。正弦波型	提示胎儿存在酸碱平衡失调即胎儿缺氧，应该立即采取相应措施纠正胎儿缺氧，包括改变孕妇体位、吸氧、停止缩宫素使用、抑制宫缩、纠正孕妇低血压等措施，如果这些措施均不奏效，应该紧急终止妊娠

四、操作评分标准

项目	内容和要求	评分标准	分值
评估 （5分）	评估	环境安全、安静、清洁、舒适	2分
		确定胎方位及胎心位置，评估孕妇腹部皮肤情况、胎儿情况	3分

续表

项目	内容和要求	评分标准	分值
操作前准备（10分）	护士准备	护士着装整齐，洗手，戴口罩	2分
	物品准备	用物准备齐全	3分
	孕妇准备	解释、取得孕妇合作	5分
操作过程（60分）	解释、核对	携用物至床旁，核对、解释，交待注意事项	3分
		调节室温，嘱孕妇排空膀胱	2分
	打开监护仪	接电源，打开胎心监护仪开关，检查仪器是否完好	2分
		暴露腹部，产妇取15°斜坡左侧卧位30°	3分
	测胎心	将腹带从孕妇腰下穿过，四步触诊，查清胎方位	5分
		将胎心探头涂耦合剂	3分
		听胎心音最响部位	5分
		再将胎心探头用腹带固定于孕妇腹部	2分
	绑宫缩	用腹带将宫腔压力探头固定于宫底部腹部平坦处	10分
	行胎心监护	将宫缩压力调零，胎心音量调到合适程度。按打印键，打印监护曲线	5分
	胎心监护判断	胎儿反应正常时行胎心外电子监护20分钟，若异常则延长监护时间	5分
		监护过程中如发现胎心明显变弱或曲线打印不连续，需调整探头位置	5分
	撤离监护	监护结束后，关闭胎心监护仪开关，取下腹部探头，擦净腹部耦合剂和胎心探头耦合剂，将探头固定好	3分
		协助孕妇穿好衣裤，取舒适体位	2分
	监护归位	拔出电源，取下打印的胎心监护曲线纸，胎心监护仪放固定位置	5分

项目	内容和要求	评分标准	分值
操作后处理（10分）	整理用物	污物处置符合院感要求	8 分
	洗手、记录	洗手，记录	2 分
结果标准（15分）	综合评价	体位适当	3 分
		打印曲线完整符合要求	3 分
		动作轻柔，有爱伤观念	3 分
		操作程序流畅	3 分
		相关知识回答正确	3 分

五、注意事项

（1）监测前检查监护仪运行是否正常，时间是否准确。

（2）操作时注意孕妇保暖和保护隐私。

（3）教会孕妇自觉胎动时手按胎动按钮的方法，注意孕妇是否及时记录胎动。

（4）监护过程中应关注胎心率的变化，注意仪器走纸是否正常，图纸描记线是否连续。

（5）注意孕妇有无不适主诉，有无翻身，探头是否脱落及腹带松紧如何等。

电子胎心监护是一套电子系统，遵循"评估、监测、宫内复苏、再评估"等原则，克服了传统间歇性听诊胎心音宫缩时听不到的局限。两个贴肤的探头，一个绑在子宫前端，一个在胎儿的背部，经过压力感受器的监测，对宫缩的强度和时长、宫缩间歇的时间进行了系统的记录；对胎儿的胎心做到详细监护，对胎心过慢或存在其他问题，及时提示，可显著减少胎儿窘迫的漏检率。

第十四章

新生儿沐浴技术

新生儿沐浴技术是通过温水洗浴，达到新生儿皮肤清洁、舒适，避免皮肤感染，促进血液循环的目的。

一、操作步骤

（一）操作前评估

（1）查看新生儿日龄。

（2）新生儿皮肤及外观有无损伤等异常情况。

（3）询问家属新生儿大、小便及母乳喂养情况。

（二）操作前准备

（1）护士　按规定着装，剪短指甲，洗手，戴口罩。

（2）用物　新生儿浴巾、新生儿清洁衣物、被子、帽子、尿布、新生儿抚触油，新生儿沐浴液、沐浴装置及浴盆。

（3）环境　环境保持安静，室温 24 ~ 28℃。

（4）新生儿准备　安静、舒适，哺乳后 1 小时或喂养前。

（三）操作过程

（1）在病房与家属共同核对新生儿脚腕条、腰牌、床头卡无误后，向产妇与家属说明沐浴目的，与家属共同推婴儿至婴儿室。

（2）脱去新生儿衣服，检查新生儿全身有无异常，测量体重并记录。

（3）打开沐浴装置，将水温调至 38～42℃，使用手腕内部测试水温，以温热、不烫手为宜。

（4）再次核对新生儿脚腕条、床头卡、腰牌无误后，护士以左前臂拖住婴儿背部，左手手掌拖住其颈部，大拇指及中指分别反折住新生儿左右耳廓，防止进水，将新生儿下肢用右手托着，移至沐浴盆。

（5）左手托住新生儿，右手用小浴巾为新生儿擦洗双眼，由内眦向外眦洗（如有眼部分泌物者，应先清洁眼部），再洗脸部、前额、鼻翼及两侧、面颊、下颌、耳后、颈部。

（6）打湿婴儿头部，必要时涂抹新生儿沐浴液，清洗头部，特别注意枕部的清洗，此时避免水进入新生儿眼、耳、鼻、口腔。

（7）保持左手的握持，使新生儿取仰卧位，右手依次使用沐浴液清洗颈部、胸部、腹部、双上肢、腹股沟、会阴部、双下肢。

（8）更换体位，让新生儿头部、颈部及上腹部靠在右侧手臂上，使新生儿取俯卧位，用左手依次清洗新生儿后颈部、腋下、背部、臀部，注意皮肤褶皱处的清洗。

（9）冲洗干净后立即将新生儿移至操作台，用清洁浴巾包裹新生儿并擦干全身，给予新生儿按摩油抚触和脐部护理，再次检查和评估新生儿全身有无异常。

（10）将新生儿移至婴儿车内，穿好纸尿裤和衣服，摆好体位。

（11）与家属再次核对新生儿脚腕条、床头卡、腰牌无误后，与家属共同推婴儿至病房。

（12）返回婴儿室后，整理用物，垃圾分类处置，并将体重记录在病历上。

（四）注意事项

（1）注意调节好室温及水温。

（2）注意勿将水流入新生儿眼、耳、鼻及口腔中。

（3）沐浴过程中要评估新生儿面色及全身皮肤颜色、反应、肌张力，全身皮肤是否完好，有无新生儿红斑等。如有异常情况，立即停止沐浴，给予相关处理。

（4）整个沐浴过程，动作要轻柔，防止抓伤新生儿。

（5）注意与家属共同核对新生儿脚腕条、床头卡、腰牌无误。

二、新生儿沐浴并发症

（一）新生儿窒息

溢奶或者水进入新生儿口腔及肺部可导致窒息。预防措施为在新生儿哺乳后 1 小时开始沐浴。在沐浴过程中，注意沐浴的手法，动作轻柔，在改变新生儿体位时，动作幅度宜轻缓，注意保护新生儿的眼、鼻、口、耳朵等部位，避免水进入，导致窒息。

（二）新生儿烫伤或冻伤

在沐浴前，要调节室温至 26～28℃，关闭门窗，水温调至 38～42℃，并用前壁内侧测试水温合适为止，沐浴完毕后，立即擦干全身及头部。并及时穿上新生儿衣服，给予保暖。

三、操作评分标准

项目	内容和要求	评分标准	分值
操作前评估（10分）	查看新生儿大、小便及母乳喂养情况	查看新生儿日龄	3分
		查看新生儿外观有无损伤等异常	3分
		询问新生儿大、小便情况	2分
		询问新生儿母乳喂养情况	2分
操作前准备（5分）	人员、物品、环境及新生儿准备	护士着装整洁、洗手、戴口罩	1分
		沐浴物品齐全	2分
		环境整洁、安静，温度适宜	1分
		新生儿安静、舒适，哺乳后 1 小时或喂养前	1分

续表

项目	内容和要求	评分标准	分值
操作过程（85分）	核对解释	查对医嘱	2分
		向家属解释沐浴目的	3分
		查对婴儿信息	5分
	测量体重、测试水温方法正确，正确固定新生儿移至沐浴盆	正确测量新生儿体重并记录	3分
		再次评估其全身情况	2分
		测试方法正确	5分
		正确固定新生儿移至沐浴盆	10分
	沐浴	清洗面部，依次清洗眼、脸部、前额、鼻翼及两侧、面颊、下颌、耳后、颈部，顺序正确	5分
		清洗头部正确、轻柔，避免水进入新生儿眼、耳、鼻、口腔	5分
		清洗颈部、胸部、腹部、双上肢、腹股沟、会阴部、双下肢	5分
		更换体位，依次清洗新生儿后颈部、腋下、背部、臀部，注意皮肤褶皱处的清洗	5分
	擦干，再次评估新生儿全身情况	擦干全身，给予按摩油抚触和脐部护理，再次评估新生儿全身情况	5分
	穿好衣物	将新生儿移至婴儿车内，穿好纸尿裤和衣服，摆正好体位	5分
	与家属再次核对信息	与家属再次核对信息，推新生儿至病房后	5分
	整理物品，洗手，记录	整理物品，垃圾分类放置	5分
		洗手，在病例上记录体重	5分
	操作过程	动作轻柔，体现爱伤观念	5分
		态度自然、亲切	5分

第十五章

新生儿脐部护理技术

新生儿脐部护理是防止新生儿出生后脐带残端被细菌侵入导致脐部感染，可降低细菌经脐部进入血液引起败血症或腹膜炎的发生概率。

新生儿脐部护理的目的是保持新生儿脐部清洁，预防感染。

一、操作步骤

（一）操作前评估

（1）检查新生儿一般情况。

（2）查看新生儿脐部有无血肿、渗血、渗液、异常气味，结扎线是否脱落。

（3）脐周皮肤是否有异常。

（4）周围环境是否安静整洁。

（二）操作前准备

（1）护士　按规定着装，洗手，戴口罩。

（2）用物　手部消毒液、75%乙醇、无菌棉签、弯盘、医疗垃圾桶、生活垃圾桶。

（3）新生儿准备　已完成新生儿沐浴。

（4）环境　环境保持安静，室内温度24～28℃，有利于操作。

（三）操作过程

（1）双人核对医嘱，携用物至床旁。

（2）与家属共同核对新生儿脚腕条、腰牌、床头卡无误后，向家属解释脐部护理的目的，取得家属配合。

（3）关闭门窗后，在婴儿车内将新生儿取仰卧位。

（4）适当暴露新生儿脐部后，右手用棉签蘸取75%乙醇，左手轻轻提起结扎线，暴露脐根部。

（5）右手用蘸取乙醇的棉签消毒脐根部，并由内向外依次消毒脐窝、脐带残端、脐轮及周围皮肤（皮肤消毒范围为脐轮上、下直径5cm）。

（6）按上述步骤，用75%乙醇再次消毒一遍脐部，直至分泌物全部去除干净。

（7）脐部护理完毕后，给新生儿穿好衣物，并向家属交待脐部注意事项。

（8）与家属再次核对新生儿脚腕条、床头卡、腰牌无误后，再次核对医嘱无误后，返回治疗室。

（9）整理物品，垃圾按医疗垃圾及生活垃圾分类放置。

（10）洗手、记录。

（四）注意事项

（1）注意保持环境安静，注意新生儿保暖。

（2）要观察新生儿脐部有无红肿、脓性分泌物及特殊气味，如有异常，及时报告，给予处理。

（3）每天脐部护理至少两次，直至脱落。

（4）脐部不宜包裹过多，并保持脐部清洁、干燥，易于脱落。

（5）避免强行牵拉脐带，并勤换尿不湿，防止新生儿尿及大便污染脐部。

二、脐部护理并发症

（一）脐带出血

脐带出血的原因是脐带结扎不紧、结扎线脱落或脐带血管撕裂。预防措施是在护理脐带时，轻柔提起脐带结扎线，并在消毒时将分泌物轻轻擦掉，避免过度用力。如遇到结扎线脱落或脐带血管撕裂，可重新消毒后再次结扎脐带，避免出血过多。

（二）新生儿脐部炎症

新生儿脐部炎症的原因是脐部消毒不严格，导致感染。预防措施是注意保持脐部的清洁、干燥，勤更换尿布，避免尿及便污染脐部，并在每日至少两次以上进行脐部护理，观察脐部有无红肿及异味，如有异常，立即给予处理。

三、操作评分标准

项目	内容和要求	评分标准	分值
评估（10分）	评估新生儿及环境要求	评估新生儿一般情况	3分
		新生儿脐部有无异常	2分
		环境是否符合操作要求	5分
准备（10分）	人员、物品、环境、新生儿准备	着装整洁、洗手、戴口罩	3分
		脐部护理物品齐全	2分
		环境整洁、安静、温度适宜	3分
		新生儿已完成沐浴	2分
操作过程（80分）	核对、解释并查对	查对医嘱	2分
		向家属解释脐部护理目的	3分
		共同查对婴儿信息	5分
	排好体位及暴露脐部	协助婴儿至仰卧位	5分
		适当暴露婴儿脐部	5分
	消毒	消毒方法正确	10分
		二遍消毒方法正确	10分
	穿好衣物	穿好新生儿衣物	10分
	交待注意事项	与家属交待脐部消毒注意事项	5分
	再次查对	推新生儿至病房后，与家属核对信息，并再次核对医嘱	5分
		整理物品，垃圾分类放置	5分

续表

项目	内容和要求	评分标准	分值
整理物品，垃圾分类放置，洗手，记录		洗手，记录结果	5 分
		动作轻柔，体现爱伤观念	5 分
操作沟通		态度自然、亲切	5 分

第十六章

新生儿股静脉采血技术

新生儿股静脉采血技术是通过股静脉采集血标本，为诊断及治疗疾病提供依据。

新生儿股静脉采血的目的是根据临床需求采集血液标本后，进行临床诊疗及护理。

一、操作步骤

（一）操作前评估

（1）检查新生儿腹股沟皮肤情况及下肢的循环情况和新生儿一般情况。

（2）评估家属的合作程度。

（3）查看环境光线、室温是否合适。

（二）操作前准备

（1）护士 按规定着装，洗手，戴口罩。

（2）用物 手部消毒液、治疗盘、采血针、采血管、消毒液、无菌棉签、一次性手套弯盘、医疗垃圾桶、生活垃圾桶。

（3）新生儿准备 新生儿安静入睡、无哭闹、不在饥饿状态。

（4）环境 环境保持安静，室内温度24～28℃，光线合适。

（三）操作过程

（1）双人核对医嘱、采血管条码信息，确认采集标本的要求。

（2）到病房与家属共同核对新生儿脚腕条、腰牌、床头卡无误后，向家属解释股静脉采血的目的，取得家属配合后，推婴儿至采血室。

（3）关闭门窗后，将婴儿抱至治疗台，使新生儿取仰卧位。

（4）适当暴露新生儿采血部位，将采血部位一侧小腿弯曲，大腿外展与躯干呈45°，另一位护士协助固定。

（5）股静脉位于股动脉搏动内0.5cm处，触摸到部位后消毒局部，戴一次性手套。

（6）操作者左手固定新生儿大腿及小腿，右手持采血针由定位的血管上方垂直刺入皮肤后向股静脉进针，连接采血管后，轻轻改变针的方向及深度，观察回血情况，直至抽吸到回血后，停止进针，固定采血针，继续采血至血液需求量。

（7）采血完毕后，拔出采血针，加压按压穿刺点，要求至少按压5分钟至止血为止，用胶布固定采血部位。

（8）观察采血部位有无红肿及出血，如有异常，及时处理。

（9）与家属推婴儿返回病房，与家属再次核对婴儿身份无误后，返回治疗室。

（10）将采集血标本及时送检。

（11）整理物品，垃圾按医疗垃圾及生活垃圾分类放置。

（12）洗手、记录。

（四）注意事项

（1）注意保持环境安静，光线良好。

（2）在新生儿不处于饥饿和安静的情况下采集血标本。

（3）采集标本时，固定好新生儿双下肢。

（4）进针后回血是鲜红色，提示为股动脉血，立即拔针，并延长按压时间，至少5~10分钟，直至不出血为止。

（5）严格无菌操作，避免反复多次穿刺同一部位，并在拔针后注意观察穿刺点及周围皮肤有无红肿及淤血，如有异常，及时处理。

二、股静脉采血并发症

（一）静脉栓塞

静脉栓塞即穿刺点以下部位皮肤颜色逐渐青紫、皮温降低，带有肿胀。这是由穿刺引起血管内皮损伤，尤其是反复穿刺同一部位导致的，如新生儿血液黏稠度高，血流缓慢。采取的预防措施是避免在同一部位反复穿刺，并对症处理血液黏稠度高及血流缓慢等问题。

（二）出血和红肿

采血后出现穿刺点及周围皮肤出血及红肿，这是采血后按压时间太短导致的。预防措施是采血后，按压时间至少大于 5 分钟，并密切观察局部皮肤的渗血和红肿情况。

（三）感染

采血过程中未严格执行无菌操作导致细菌通过皮肤及股静脉进入血液，导致感染，预防措施是严格采取无菌操作原则。

三、操作评分标准

项目	内容和要求	评分标准	分值
操作前评估（10 分）	评估新生儿	评估新生儿一般情况，腹股沟皮肤及下肢情况	5 分
	家属	家属合作程度	2 分
	环境	环境是否符合操作要求	3 分
操作前准备（10 分）	护士	着装整洁、洗手、戴口罩	4 分
	物品	采血物品齐全	2 分
	环境	环境整洁、安静、温度适宜	2 分
	新生儿准备	新生儿安静入睡，无哭闹，不在饥饿状态	2 分

续表

项目	内容和要求	评分标准	分值
操作过程 （80分）	核对解释	查对医嘱	2分
		向家属解释采血目的	3分
		查对婴儿信息	5分
	协助摆放体位	协助婴儿至仰卧位	5分
	适当暴露部位	适当暴露婴儿采血部位	5分
	固定采血体位	由两人固定婴儿采血体位	5分
	采血	触摸采血部位后，戴一次性手套	5分
		穿刺方法正确	5分
		穿刺后正确连接采血管	10分
		采血至血液标本需求量	5分
	采血完毕	采血完毕，按规定按压，胶布固定采血部位	5分
	观察	观察采血部位情况	5分
	再次核对医嘱	推新生儿至病房后，与家属核对信息，并再次核对医嘱	5分
	整理	整理物品，垃圾分类放置	3分
	洗手、记录结果	洗手，记录结果	2分
	操作沟通	动作轻柔，体现爱伤观念	5分
		态度自然、亲切	5分

第十七章

新生儿乙肝疫苗注射技术

接种乙型肝炎疫苗可以有效地预防乙肝病毒的感染，从而控制人群中乙型肝炎的流行。乙肝疫苗是国家免疫规划给儿童接种的疫苗。

一、疫苗相关知识

（1）疫苗品种　重组（酵母）乙肝疫苗。

（2）疫苗剂量　10μg。

（3）作用　接种本疫苗后，可使机体产生免疫应答。用于预防乙型肝炎。

（4）接种时间　新生儿出生后由护士向直系家属交待乙肝疫苗接种同意书，由监护人签字同意后，予以接种。父母均为澳抗阴性，新生儿出生后24小时内接种第一针乙肝疫苗。

（5）不良反应少　有不良反应，个别人可能有中、低度发热或注射局部微痛，24小时内即自行消失。一般不需特殊处理；如有严重反应及时就诊。

（6）接种禁忌　发热、急性或慢性严重疾病患者；对疫苗中的任何成分，如辅料、甲醛和酵母成分过敏者；以往接种重组乙型肝炎疫苗后出现过敏症状者。早产儿、体重小于2500g、内脏畸形者应缓种。

二、操作步骤

（一）操作前评估

（1）评估新生儿注射部位皮肤状况。

（2）正确选择穿刺针的型号。

（二）操作前准备

（1）护士　按规定着装，洗手，戴口罩。

（2）用物　乙肝疫苗、治疗盘、消毒器、棉签、弯盘、洗手液、垃圾桶、利器盒、手表、笔。

（3）新生儿　评估新生儿穿刺部位皮肤，取左侧卧位，充分暴露右侧上臂三角肌（注射区位于上臂外侧，肩峰下 2～3 横指处。此区肌肉较薄，只能做小剂量注射），注意保暖。

（三）操作过程

（1）查对医嘱，打铅笔勾。

（2）查乙肝疫苗的剂量、浓度及有效期，检查药液质量，安瓿有无裂缝。

（3）检查注射器（回抽一次即可），抽吸药液，排尽空气，（悬而未滴），后放入注射器包装袋内，写标签，请二人查对，弃安瓿。

（4）携用物至床旁，两种方式核对新生儿身份，解释并告知乙肝疫苗注射作用、部位。

（5）取舒适体位，充分暴露穿刺部位，注意新生儿保暖。

（6）常规消毒皮肤，准备消毒棉签。

（7）再次排气，再次核对新生儿脚腕条，左手绷紧皮肤，右手将针头迅速垂直刺入针梗的 2/3，固定针栓，回抽无回血后快速推药。

（8）注射完毕，用无菌棉签轻压进针处，迅速拔针，并按压至无出血，注射器针头放入利器盒。

（9）再次核对新生儿身份，协助穿好衣物，整理床单位，取舒适体位。

（10）向家属交待注意事项及可能出现的药物不良反应。

（11）垃圾分类处理，快速手消毒液消毒手。

（12）洗手，记录。

（四）注意事项

（1）接种后留观30分钟；如出现轻微反应，一般可在1~2天内消退，不需特殊处理，必要时可对症治疗。注射第一针后出现过敏等其他异常情况者，不再注射第2、3针。

（2）母亲为澳抗阳性，新生儿出生6小时内接种第一针乙肝疫苗，同时在大腿外侧肌内注射乙型肝炎免疫球蛋白；父亲为澳抗阳性，由家属提供乙型肝炎免疫球蛋白，在新生儿大腿外侧肌内注射，最好在12小时内接种。

（3）因各种原因未及时接种乙肝疫苗的新生儿，由当班护士向家属交待婴儿符合接种条件后，尽快到所属地段免疫预防接种门诊接种乙肝疫苗。

三、存放要求

乙肝疫苗放置于冰箱内保存，冰箱温度要求在2~8℃，现用现拿。

严禁将乙肝疫苗与其他疫苗在一个注射器内混合后接种，疫苗在使用前要充分摇匀，不得冻结，如乙肝疫苗安瓿破裂、容量不足、变质、有凝块、超过失效期，均不得使用。

四、操作评分标准

项目	内容和要求	评分标准	分值
操作前（37分）	素质要求	服装、鞋帽整洁	2分
		仪表大方，举止端庄	2分
		语言柔和恰当，态度和蔼可亲	2分
	环境准备	环境清洁，必要时擦拭台面	2分

续表

项目	内容和要求	评分标准	分值
	自身准备	洗手、戴口罩	2分
	核对医嘱	核对医嘱，查看有无禁忌证	2分
	用物准备	注射盘、乙肝疫苗、无菌注射器1ml、消毒液、无菌棉签、治疗盘、利器盒等。检查物品的质量及有效期	10分
	药物检查	2人核对药液的名称、批号及有效期，检查药液有无变色，瓶身有无破裂	5分
	抽吸药液	按要求抽取适量药液放于无菌巾内，注意无菌操作	10分
操作过程（48分）	核对新生儿	将用物放于治疗车上并推至床旁，确定新生儿身份	4分
	解释	向家属解释操作目的，以取得配合	4分
	评估	评估新生儿身体状况，评估皮肤情况	4分
	摆放体位	取合适体位，固定上臂（一般为右臂）	4分
	选择注射部位	右上臂三角肌外侧	4分
	消毒	用消毒液消毒皮肤2遍，待干	4分
	操作中查对	再次核对姓名及药物	4分
	排气	排尽注射器内空气，一滴式排气	4分
	绷紧皮肤	左手绷紧皮肤，右手持注射器	4分
	进针	针头与注射部位呈90°角刺入皮肤内，迅速刺入肌肉内，深度为针梗的2/3，然后固定针栓	4分
	注入	注入药液（避免漏液）	4分
	拔针	快速拔针，然后按压3分钟	4分
操作后（15分）	核对	再次核对新生儿姓名	3分
	整理	整理床单位	3分
	分类	垃圾分类处理	3分
	交待注意事项	向家属详细交待注意事项及可能出现的药物不良反应	3分
	洗手，记录	洗手，记录	3分

第十八章

新生儿卡介苗接种技术

结核病是由结核分枝杆菌引起的一种慢性传染性疾病，该病最常见的是肺结核病，主要通过呼吸道传播，肺结核病常有咳嗽、咳痰、咳血、低热等症状。卡介苗是由减毒结核分枝杆菌制成的活菌疫苗，是国家免疫规划规定给婴幼儿接种的疫苗。

一、疫苗介绍

（1）疫苗品种　卡介苗。

（2）疫苗规格　按标示量复溶后每瓶 0.5ml（5 人次用剂量），含卡介菌 0.25mg。

（3）接种对象　无接种禁忌证的新生儿。

（4）作用　接种卡介苗后，可使婴幼儿对结核菌产生一定程度的特异性免疫，可用于预防和减少婴幼儿发生严重的结核病（主要是结核性脑膜炎及血行播散性结核）。

（5）不良反应　接种卡介苗偶见的异常反应包括局部强反应（表现为局部脓肿或溃疡）、淋巴结炎（表现为接种处附近的淋巴结肿大）、骨髓炎、全身播散性卡介苗感染，以及瘢痕疙瘩和寻常狼疮等并发症，银屑病和过敏性紫癜等诱发疾病。

二、操作步骤

（一）操作前评估

（1）评估新生儿注射部位皮肤状况。

（2）正确选择穿刺针的型号。

（二）操作前准备

（1）护士 按规定着装，洗手，戴口罩。

（2）用物 卡介苗、灭菌注射用水、治疗盘、消毒器、棉签、弯盘、洗手液、垃圾桶、利器盒、手表、笔。

（3）新生儿 评估新生儿穿刺部位皮肤，取右侧卧位，充分暴露左侧上臂三角肌中部外侧的皮肤，注意保暖。

（三）操作过程

（1）查对医嘱，打铅笔勾。

（2）查卡介苗的剂量、浓度及有效期，检查药液质量，安瓿有无裂缝。

（3）按常规弹、锯、消、折安瓿，查看碎屑。

（4）检查注射器（回抽一次即可），抽吸药液，排尽空气，（悬而未滴），后放入注射器包装袋内，写标签，请二人查对，弃安瓿。

（5）携用物至床旁，两种方式核对新生儿身份，解释并告知乙肝疫苗注射作用、部位。

（6）取右侧卧位，充分暴露穿刺部位，注意新生儿保暖。

（7）常规消毒皮肤，以穿刺点为中心，直径为5cm。

（8）再次排气，再次核对新生儿脚腕条，左手绷紧皮肤，右手将针头迅速垂直刺入针梗的2/3，固定针栓，回抽无回血后缓慢推药。

（9）注射完毕，无需按压，注射器针头放入利器盒。

（10）再次核对新生儿身份，协助穿好衣物，整理床单位，取舒适体位。

（11）向家属交待注意事项及可能出现的药物不良反应。

（12）垃圾分类处理，快速手消毒液消毒手。

（13）洗手，记录。

三、操作评分标准

项目	内容和要求	评分标准	分值
操作前（37分）	素质要求	服装、鞋帽整洁	2分
		仪表大方，举止端庄	2分
		语言柔和恰当，态度和蔼可亲	2分
	环境准备	环境清洁，必要时擦拭台面	2分
	自身准备	洗手、戴口罩	2分
	核对医嘱	核对医嘱，查看有无禁忌证	2分
	用物准备	注射盘、卡介苗及专用注射用水、无菌注射器1ml、75%乙醇、无菌棉签、治疗盘、利器盒等。检查物品的质量及有效期	10分
	药物检查	2人核对药液的名称、批号及有效期，检查药液有无变色，瓶身有无破裂	5分
	配制药液	按要求稀释药液，放置约1分钟，摇动使之溶解并充分混匀，按要求抽取适量药液放于无菌巾内，注意无菌操作	10分
操作过程（48分）	核对新生儿	将用物放于治疗车上并推至床旁，确定新生儿身份	4分
	解释	向家属解释操作目的，以取得配合	4分
	评估	评估新生儿身体状况，评估皮肤情况	4分
	摆放体位	取合适体位，固定上臂（一般为左臂）	4分
	选择注射部位	上臂外侧三角肌中部略下处	4分
	消毒	用75%乙醇消毒皮肤2遍，待干	4分
	操作中查对	再次核对姓名及药物	4分
	排气	排尽注射器内空气，一滴式排气	4分
	绷紧皮肤	左手绷紧皮肤，右手平执式持注射器	4分

续表

项目	内容和要求	评分标准	分值
	进针	针头斜面向上与皮肤呈5°角刺入皮肤内，待针头斜面全部进入皮内后固定针栓	4分
	注入	注入0.1ml药液（避免漏液），使局部呈半球状皮丘	4分
	拔针	螺旋式转动注射器，使针尖斜面朝下然后拔出针头，不用棉签按压	4分
操作后（15分）	再次核对	再次核对新生儿姓名	3分
	整理	整理床单位	3分
	分类	垃圾分类处理	3分
	交待注意事项	向家属详细交待注意事项及可能出现的药物不良反应	3分
	洗手，记录	洗手，记录	3分

四、接种相关知识

（1）接种禁忌：有免疫缺陷病、病理性黄疸及其他暂时不宜接种的新生儿。

（2）接种注意事项：接种后留观15~30分钟；接种1~2个月后局部将出现小脓疱，随后局部结痂，这是卡介苗的正常反应，无需特殊处理。

（3）补种：出生时因健康等原因未接种卡介苗的婴幼儿争取在月龄内完成接种。未接种卡介苗的3月龄以下婴幼儿可直接补种；3月龄及3岁儿童对结核菌素（PPD）试验阴性者可补种，4岁以上儿童（含4岁）不予补种。3月龄以下卡介苗接种史不详的婴幼儿，待其满3月龄后，先做结核菌素试验，阴性者再予补种。

第十九章

新生儿足跟血采集技术

一、操作步骤

（一）操作前评估

（1）评估新生儿是否出生已满 72 小时。

（2）正确选择采血针型号。

（二）操作前准备

（1）护士　按规定着装，洗手，戴口罩。

（2）用物　采血本、采血片、采血针、输液贴、治疗盘、消毒液、棉签、洗手液、垃圾桶、利器盒。

（3）新生儿　出生后 72 小时并充分哺乳以后。

（4）环境　安静整洁、明亮舒适。

（三）操作过程

（1）查对分娩记录登记本，确认新生儿是否出生已满 72 小时。

（2）打印新生儿疾病筛查采血标签（包括新生儿母亲姓名、孕周、住院号码、出生体重、性别、户籍、出生日期、采血日期、联系人姓名、联系电话、住址），并与家属共同核对信息，确认无误后签字。

（3）推新生儿至婴儿室，两种方式核对婴儿身份，向家属告知采血目的，取合适体位。

（4）评估新生儿脚部皮肤，取新生儿足跟内侧或外侧。

（5）按摩或热敷新生儿足部。

（6）用75%乙醇消毒皮肤。

（7）乙醇完全挥发后，针刺采血、弃去第一滴血。

（8）将滤纸片接触血滴，切勿接触足跟皮肤，血液自然渗透至滤纸背面，避免重复滴血。

（9）血片悬空放置（不能相叠），自然晾干至深褐色。避免阳光及紫外线照射、烘烤；避免挥发性化学物质污染。

二、操作评分标准

项目	内容和要求	评分标准	分值
操作前（38分）	素质要求	服装、鞋帽整洁	4分
		仪表大方，举止端庄	4分
		语言柔和恰当，态度和蔼可亲	4分
	环境准备	环境清洁，必要时擦拭台面	4分
	自身准备	洗手、戴口罩	4分
	核对信息	与家属共同核对新生儿相关信息并签字	10分
	用物准备	注射盘、采血针、输液贴、血片、75%乙醇、无菌棉签、治疗盘、利器盒等	4分
	检查用物	检查物品的有效期，并二人查对	4分
操作过程（47分）	核对新生儿	将用物放于治疗车上并推至床旁，确定新生儿身份	4分
	解释	向家属解释操作目的，以取得配合	4分
	评估	评估新生儿身体状况，评估皮肤情况	4分
	摆放体位	取合适体位，暴露左侧脚后跟	4分
	选择注射部位	新生儿足跟内侧或外侧	4分
	消毒	用75%乙醇消毒皮肤2遍，待干	5分
	操作中查对	再次核对新生儿姓名	5分
	穿刺	穿刺采血，弃去第一滴血，注意无菌操作	5分
	采血	将滤纸接触血滴，切勿接触足跟皮肤，血液自然渗透滤纸表面，避免重复滴血	5分
	按压	用棉签按压3分钟，然后粘贴输液贴	5分
	血片晾晒	血片悬空放置，自然晾干至深褐色	2分

续表

项目	内容和要求	评分标准	分值
操作后（15分）	操作后	再次核对新生儿姓名	3分
		整理床单位	3分
		垃圾分类处理	3分
		向家属详细交待注意事项	3分
		洗手、记录	3分

三、采血小贴士

婴儿足底采集的是末梢血，看不到明显的血管，成败的关键主要取决于末梢血运。采血前最好按摩婴儿足底或用温水（38～41℃）浸泡足部5～10分钟，使其血管扩张，以手摸足底有温暖感或脚面毛细血管充盈时采血为宜。如果脚底温度过低会导致末梢毛细血管充盈差，造成采血失败。

体位采血时最好让婴儿下肢下垂，可使下肢回心血量减少，下肢静脉血短时间充盈，易于采集。

新生儿的末梢血容量是通过哺乳来获得，所以采集足跟血之前，提前30～60分钟告知产妇喂养充足，以便采集。

第二十章

新生儿窒息复苏术

一、新生儿复苏概述

每年全世界近 400 万新生儿死亡中约有 23% 死于出生窒息。在这些新生儿当中,许多没有进行正确的复苏。大约 10% 的新生儿需要一些帮助才能开始呼吸,少于 1% 的新生儿需要更强力的复苏手段才能存活,至少 90% 的新生儿毫无困难就能完成从宫内到宫外环境的过渡,他们开始自主和规律的呼吸及完成胎儿至新生儿循环模式的转变需要少许帮助或无需帮助。高危因素能帮助识别哪些新生儿需要复苏,但是必须经常做好复苏的准备,即使对那些无高危因素者,也要做好复苏的准备。

2010 美国心脏病协会 CPR 和 ECC 指南推荐,对成人复苏,按压在通气前开始(即 C-A-B 而不是 A-B-C)。然而,因为新生儿窒息的病因几乎总是呼吸问题,所以新生儿复苏的关键点首先是建立气道和进行正压通气,要保证气道开放和通畅,要确保有呼吸,不论是自主还是辅助呼吸,确保有足够氧合血的循环。新生儿出生时是潮湿的,散热量大,因此,复苏时维持新生儿体温正常也很重要。

每次分娩都要有一个受过培训的医务人员参与新生儿的初步复苏,当需要全程复苏时,还需要有其他受过培训的医务人员参与。加强产儿科合作,在高危产妇分娩前儿科医师要参加分娩或手术前讨论，在产床前等待分娩及实施复苏，负责复苏后新生儿的监护。产儿科共同保护胎儿完成向新生儿的平稳过渡。

（一）胎儿的呼吸与循环

（1）胎肺在宫内是扩张的，但肺泡内充满液体。

（2）胎儿通过胎盘进行气体交换。

（3）肺血管处于明显的收缩状态，几乎没有血流。

（4）血液经动脉导管和卵圆孔右向左分流。

（二）出生后的呼吸与循环

（1）肺扩张充气。

（2）肺泡内液体被吸收 出生时，随着新生儿的头几次呼吸发生了一些变化，肺开始了贯穿一生的呼吸功能。随着出生，肺泡充满气体并被气体扩张，肺泡内液体逐渐吸收。

（3）呼吸建立，空气进入肺泡，肺泡张开。1/3 肺液经产道挤压，由口鼻腔排出，2/3 肺液由肺泡进入肺周围的淋巴管。新生儿最初的啼哭及深呼吸所产生的力量足以帮助排出其肺泡及气道中的液体。

（三）出生后的正常过渡

虽然正常过渡的最初步骤发生在生后几分钟之内，但整个转变过程要数小时甚至几天才能完成。研究发现足月儿需要 10 分钟才能达到氧饱和度 90% 或以上。肺泡内液体完全吸收可能需要数小时。动脉导管功能关闭要到生后 24~48 小时，肺血管的完全扩张要数月之后。

（四）原发性呼吸暂停

当胎儿/新生儿开始缺氧，最初一段时期呼吸加快，继而出现原发性呼吸暂停和心率下降，原发性呼吸暂停对触觉刺激有反应，刺激后可恢复呼吸。

（五）继发性呼吸暂停

（1）如果缺氧继续，引发继发性呼吸暂停，伴心率和血压下降。

（2）继发性呼吸暂停不能被触觉刺激逆转，必须给予正压通气。

（六）新生儿复苏流程图

新生儿复苏流程图（图 3－20－1）叙述了评估及复苏新生儿的步骤，有 5 个板块。菱形图是评估，长方形图显示根据评估结果决定进行的操作。尽管快速、高效复苏非常重要，但必须保证已经充分进行了上一版块的操作，才能进入下一版块。每一版块后均要再次评估，以决定是否需要进入下一流程。

五个板块如下。

（1）快速评估决定新生儿是否可以和母亲在一起，或者需要初步复苏及做进一步评估。

（2）气道（A）初步复苏，帮助建立自主呼吸，建立通畅的呼吸道。

（3）呼吸（B）对呼吸暂停或心动过缓的新生儿给予正压通气辅助呼吸。

（4）循环（C）如果经正压通气，仍存在严重心动过缓，需要胸外按压配合气管插管正压通气来维持循环。

（5）药物（D）如果经正压通气和胸外按压，仍存在严重心动过缓，需要使用肾上腺素，同时继续正压通气和胸外按压。如有低血容量，给予扩容。

（七）新生儿复苏时的团队合作

有效的团队合作与交流是新生儿复苏过程中所必须掌握的技能。团队合作与交流不佳是导致新生儿在产房内死亡最常见的根本原因，而这些死亡是有可能预防的。即便每个人都有足够的知识和技术来进行成功的复苏，但是如果缺乏有效的合作，个人技术也可能难以合理发挥。

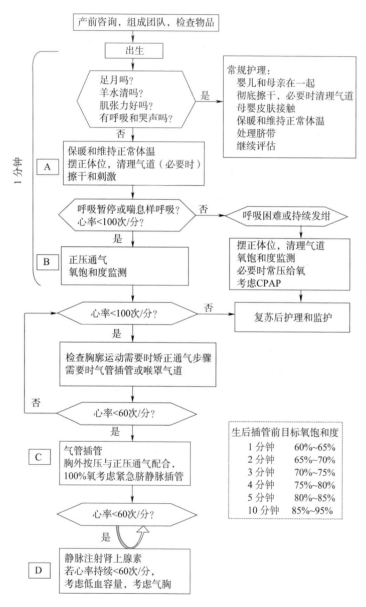

图 3 - 20 - 1 2016 年中国新生儿复苏流程图

（八）使用复苏器械快速检查表（表 20 – 1）。

表 20 – 1　复苏器械快速检查表

保暖使用复苏器械快速检查表核对器械和物品	预热辐射台
	预热毛巾或毛毡
	温度传感器
	帽子
	塑料袋或保鲜膜（＜32 周）
	预热的床垫
清理呼吸道	吸引球
	10 号或 12 号吸痰管连接壁式吸引器，压力 80～100mmHg
	胎粪吸引管
听诊	听诊器
通气	氧流量 10L/min
	给氧浓度调至 21%（如果是＜35 周早产儿，氧浓度调到 21%～30%）
	正压通气复苏装置
	足月和早产儿的面罩
	8 号胃管和大号空针
	常压给氧装置
	脉搏氧饱和仪及传感器
	目标氧饱和度值表格
	喉镜 0 号、1 号叶片
	导管芯（铁丝）
	气管导管（2.5 号、3 号、3.5 号、4 号）
	二氧化碳检测仪
	卷尺和气管插管插入深度表
	防水胶布、插管固定装置
	剪刀
	喉罩气道（1 号）、5ml 注射器

续表

	1:10000 肾上腺素
通气	0.9% 氯化钠注射液
	脐静脉插管和给药所需物品
	心电监护仪

二、初步复苏

（一）快速评估

1. 出生后立即用几秒钟的时间快速评估 4 项指标

（1）是否足月？如果婴儿足月，进行下一评估。如果婴儿早产（小于 37 周），放婴儿于辐射保暖台进行初步复苏。早产儿在转变至宫外生命的过程中更需要干预。他们的肺膨胀、建立良好呼吸及维持体温更加困难，因此，早产儿应当在辐射保温台上进行初步复苏。

如果是晚期早产儿（34~36 周）且生命体征稳定，呼吸好，可在数分钟内与母亲接触继续完成过渡。

（2）有呼吸或哭声吗？有力的哭声是强有力的呼吸的指征。如果婴儿没有哭声，观察婴儿的胸廓是否有呼吸运动。注意不要被婴儿的喘息样呼吸误导。喘息样呼吸是在严重气体交换障碍的情况下发生的一系列单次或多次深吸气。喘息样呼吸的新生儿必须放于辐射保暖台上进行干预。

（3）肌张力好吗？

迅速观察婴儿的肌张力，健康足月新生儿应当四肢屈曲，活动好。如新生儿四肢无力、伸展，则需要干预。

如以上 3 项均为"是"，应快速彻底擦干，和母亲皮肤接触，结扎脐带，进行常规护理。如以上任何 1 项为"否"，则进行初步复苏。

（4）羊水是否清？如羊水胎粪污染，则进行新生儿有无活力的评估。

2. 初步复苏指：①保持体温；②摆正体位，必要时（口鼻有分泌物或有胎粪污染时）清理气道；③彻底擦干全身，拿走湿毛巾；④刺激呼吸。

3. 彻底擦干

（1）彻底擦干全身、脸、头、躯干、四肢、后背。

（2）拿走湿毛巾。

（3）重新摆正体位。

如果有两个人进行复苏，当第一个人摆正体位和清理气道时，第二个人可进行擦干。

4. 触觉刺激

（1）彻底擦干即是对新生儿的刺激以诱发自主呼吸。

（2）经过擦干的刺激后，部分新生儿会建立自主呼吸。

（3）如仍无呼吸，用手轻拍或手指弹患儿的足底或摩擦背部数次以诱发自主呼吸。

5. 保持体温

（1）产房温度设置为25℃左右。

（2）将新生儿放在提前预热的辐射保暖台上，足月儿辐射保暖台温度设置为32~34℃ 。

（3）如果预期婴儿在辐射保温台停留时间超过数分钟，则可将测温的探头放于婴儿的腹部皮肤监护和控制婴儿的体温，腹部体表温度应保持在36.5~37.5℃ 。

（4）有条件的医疗单位复苏胎龄<32周的早产儿时，可用塑料膜保温。

（二）摆正体位，开放气道

1. 将新生儿摆成"鼻吸气"体位以开放气道

（1）仰卧位或侧卧位，颈部轻度仰伸。

（2）可在肩下放一折叠的毛巾，作为肩垫。

（3）"鼻吸气"位使咽后壁、喉和气管成一直线。

2. 清理气道

（1）强调"必要时"吸引口鼻，即口鼻有分泌物或有胎粪污染时吸引口鼻，避免过度刺激。

（2）用吸球或吸管（8F 或 10F）先口咽后鼻（M 在 N 之前）清理分泌物。

（3）过度用力吸引可能导致心动过缓及延迟自主呼吸的开始（迷走神经性兴奋）。吸引时间应 < 10 秒，吸引器的负压不超过 100mmHg（13.3kPa）。

（三）有羊水胎粪污染评估新生儿有无活力

1. 评估

（1）有活力，呼吸有力，心率 > 100 次/分，肌张力好。

（2）如有活力不需气管插管吸引胎粪，可用吸引球或大孔吸管清理口腔和鼻腔。

（3）无活力（无呼吸或喘息样呼吸，心率 < 100 次/分，肌张力弱，以上 3 条具备 1 条）。

2. 气管插管吸引胎粪

复苏者用右手示指将气管导管固定在新生儿的上腭，左手示指或拇指按压胎粪吸引管的手控口使其产生负压，边退气管导管边吸引，3~5 秒将气管导管撤出气管外并随手快速吸引一次口腔内分泌物。全程 20 秒完成。

（四）呼吸困难和/或持续发绀的处理

1. 评估

（1）基于上述研究，初步复苏后如心率、呼吸正常，仅有发绀，不再评估肤色及常压给氧。

（2）如果新生儿有呼吸，心率 > 100 次/分，但有呼吸困难，持续发绀，给清理气道、氧饱和度监测，如氧饱和度低于标准值，可给 CPAP 或常压给氧。

（3）面罩 CPAP 可经气流充气式气囊或 T - 组合复苏器给予。

2. 氧饱和度持续低于标准值可常压给氧

（1）准备吸氧导管。

（2）准备氧气面罩。

（3）准备气流充气式气囊和面罩。

（4）自动充气式气囊不能通过面罩常压给氧，因为自动充气式气囊只有在挤压气囊时才有气流通过面罩。

三、正压通气

（一）正压通气的指征

正压通气的指征为呼吸暂停或喘息样呼吸，或心率＜100 次/分。如果新生儿有呼吸且心率≥100 次/分，但是有呼吸困难或持续发绀，在给 CPAP 或常压给氧后新生儿氧饱和度不能维持在目标值，可以考虑尝试给正压通气。

肺的有效通气是危重新生儿心肺复苏步骤中最重要的唯一的也是最有效的一个步骤。

（二）用于新生儿的三种正压人工呼吸装置

（1）自动充气式气囊挤压后自动充气，不需要压缩气源；它始终处于膨胀状态。

（2）气流充气式气囊不使用时气囊塌陷，像一个放了气的气球。只有当有气流进入并且出口被封住，比如当面罩被紧贴放置在新生儿面部时。

（3）T-组合复苏器只有当有气流进入时才能工作。操作者用拇指或其他手指堵塞或开放 T 型管开口，控制气体直接流向周围环境或婴儿。

（三）放置面罩有的两种方法

（1）单手放置面罩法（单手法） 操作者单手放置面罩，用拇指、示指或中指环绕下压面罩边缘，同时无名指和小指将下颌抬起以保持气道通畅，面罩放在面部覆盖口鼻和下颌的尖端，通常先覆盖下颌再覆盖口鼻。操作者的另一只手操作复苏囊或 T-组合复苏器。

（2）双手放置面罩法（双手法） 单手法有时难以维持面罩和面部好的密闭和正确的体位，如果不能达到好的密闭效果，可用双手握住面罩及推下颌的方法，用双手的拇指和示指握住面罩向面部用力，每只手的其余3指放在下颌骨角并向面罩的方向轻抬下颌。操作者全神贯注于面罩的密闭及保持正确的体位，助手则站婴儿侧面挤压复苏囊或开闭 T－组合复苏器 PEEP 帽进行正压通气。

在复苏刚开始阶段，人工呼吸按照40～60次/分，或者比每秒一次稍慢的频率进行。在念"呼吸"时挤压气囊或堵塞 T－组合复苏器的 PEEP 帽，在念"二、三"时放开，可望获得合适的呼吸频率。

正压人工呼吸30秒后检查提示婴儿情况改善的4项体征（心率增加、肤色改善、自主呼吸、肌张力改善）。当心率增加接近正常，继续以40～60次/分钟的频率进行正压人工呼吸。随着心率改善，新生儿肤色转红，肌张力改善。

当心率稳定在100次/分以上时，减少辅助通气的频率和压力，直到出现有效的自主呼吸。当肤色改善，可以在能耐受的情况下逐渐减少给氧。如果心率仍然低于60次/分，就需要进入下一个胸外按压的步骤了。

开始正压通气后，首先观察胸廓是否有起伏，如胸廓无起伏，做矫正通气步骤；如胸廓有起伏，继续做正压通气30秒后评估心率。

（四）矫正通气步骤（MRSOPA）

1. 矫正通气步骤的操作顺序

（1）M－调整面罩　重新放置面罩与面部形成好的密闭，如果有漏气，略增加对面罩边缘的压力并向上抬起下颌。面罩最容易漏气的地方是面颊和鼻梁部，如果单手法达到密闭有困难，可改用双手法。

（2）R－摆正体位　可重新摆正头、颈部的位置，使之处于轻度仰伸位（鼻吸气位）。

在完成 M 和 R 两步骤后，尝试正压通气并观察胸廓运动。如仍无胸廓运动，进行以下步骤。

（3）S－吸引 口鼻气道可以被稠厚的分泌物阻塞，用吸球吸引口鼻。在少数情况下，稠厚的分泌物可以阻塞气管，可以气管插管吸引。

（4）O－打开口腔 用手指打开婴儿的口腔再重新放置面罩。

在完成 S 和 O 两步骤后，尝试再进行通气并观察胸廓运动，如胸廓仍无运动，进行以下步骤。

（5）P－增加压力 可用压力计指导吸气压力的调整，可每次增加 5~10cmH$_2$O 直到达到胸廓运动。足月儿面罩通气最大的推荐压力是 40cmH$_2$O。如果用 T－组合复苏器，助手需要调整 PIP 旋钮。

在完成 P 步骤后，尝试再进行通气并观察胸廓运动，如胸廓仍无运动，进行以下步骤。

（6）A－替代气道 如果在完成了以上 5 个步骤以后仍没有胸廓运动，应当插一个替代气道如气管导管或喉罩气道。

2. 矫正通气后，如胸廓有运动，做有效通气 30 秒后再评估。

30 秒有效正压通气（有胸廓运动）后评估新生儿心率：如果心率≥100 次/分，逐渐减少正压通气的压力和频率，同时观察是否有有效的自主呼吸，如心率持续大于 100 次/分，出现有效的自主呼吸，则停止正压通气，如氧饱和度未达到目标值，可常压给氧。

3. 如果心率在 60~99 次/分，再评估通气技术，必要时再做通气矫正步骤，可考虑气管插管正压通气。

4. 经过 30 秒有效正压通气（胸廓起伏），心率 < 60 次/分，给予气管插管，增加给氧浓度至 100%，开始气管插管正压通气配合进行胸外按压。

5. 如果新生儿通过面罩接受正压人工通气，持续数分钟以上，就应该经口插入并留置胃管。在正压人工通气过程中，气体被挤压进入口咽部，在此可自由进入气管和食管。部分气体被挤压入胃。进入胃的气体通过妨碍肺的充分扩张、引起胃反流和吸入等干扰通气。这个问题可以通过经口插入一个胃管来解决。

6. 在人工通气过程中放置经口胃管所需物品包括一根 8F 胃管和一个 20ml 注射器、胶带。

每次插管前都要测量插入深度。插入深度等于从鼻梁到耳垂，再从耳垂到剑突（胸骨下端）和脐之间连线中点的距离。注意管上的厘米刻度标记。

如果使用 8F 胃管，将其从面罩旁边引出并固定于婴儿颊部的柔软位置，不会引起面罩的漏气。更大的胃管则可能造成密闭困难，特别是早产儿。更小的胃管则容易被分泌物堵塞。胃管插入后，在注射器抽吸之前就可以继续人工通气。

插入胃管的方法经口插入胃管，插入后连接注射器，轻轻抽吸；取下注射器，保持胃管口开放；用胶带把胃管固定在婴儿面颊部。

四、胸外按压

由于绝大多数需要复苏的新生儿心脏没有问题，而不能很好地气体交换是造成呼吸衰竭的根本问题，因此，婴儿肺通气是新生儿复苏中最重要且有效的措施。一旦建立有效通气，很少有婴儿需要胸外按压。

（1）胸外按压指征 经过 30 秒有效的正压通气后（可见明显的胸廓起伏），心率仍低于 60 次/分。如果肺已充分通气，很少有婴儿需要胸外按压。在通气使得胸廓很好抬举之前，不要进行胸外按压。

（2）胸外按压时用氧 当开始胸外按压，给氧浓度增加至100%，胸外按压期间，可能会循环不足，脉搏血氧仪读数可能不准。一旦心率恢复超过 60 次/分，脉搏血氧仪可获得可靠的读数，则根据目标氧饱和度调节氧浓度。

（3）胸外按压位置 给新生儿进行胸外按压时，对胸骨下 1/3 用力，位置在两乳头连线和剑突之间。剑突是肋骨下方中间的小突起。手指顺着肋骨的下沿移到剑突，就能很快找到胸骨的正确位置。然后立即将拇指或双指放在胸骨上，注意避免直接对剑突用力。

（4）胸外按压手法　拇指置于胸骨上想象的乳头连线下方的胸骨正中部位，拇指并列或叠压在一起放置。双手合抱婴儿胸廓，将手指置于婴儿背部提供支撑，不要求触及对侧手指。拇指下压胸骨，挤压其与脊柱之间的心脏，不要用环抱胸廓的手法挤压胸廓。在按压胸骨过程中施压，撤去压力时让胸廓弹回并通气。按压及放松时拇指均不能离开胸壁。放松期间手指要充分抬起使胸廓完全扩张，但在按压间期不要将拇指完全抬离胸壁。

（5）胸外按压者站立的位置　胸外按压时要求气管插管正压通气，一旦插入气管导管或喉罩气道，胸外按压移至婴儿头侧进行，这可为插入脐静脉导管提供空间，并由于操作方便可减少胸外按压者的疲劳。胸外按压的深度为胸廓前后径的 1/3。

（6）胸外按压与正压通气配合　在新生儿心肺复苏中，胸外按压永远需与正压通气配合进行，3 次快速按压后紧接 1 次通气。胸外按压频率为 90 次/分，为达到此频率，你需要在 2 秒内完成 3 次胸外按压及 1 次正压通气。

2015 年国际指南仍推荐新生儿复苏时胸外按压和人工通气的比率为 3∶1。由于通气障碍是新生儿窒息的首要原因，没有证据提示需改变当前应用的胸外按压与人工通气 3∶1 的比例。新生动物的研究显示，3∶1 的比例可缩短恢复自主循环的时间。

如果已知心跳停止是由心脏原因引起，可考虑胸外按压与人工通气较高的比例（15∶2）。

为帮助配合，进行胸外按压的人员应大声计数频率，"1－2－3－吸－1－2－3－吸－1－2－3－吸"，计数每个数字时进行按压（1，2，3），每 2 个数字间期（－）放松胸壁。当胸外按压者喊到"吸"时，暂停胸外按压进行一次正压通气，下一次胸外按压下压胸廓时完成呼气。

（7）胸外按压的时间　胸外按压的时间为 60 秒。研究显示，新生儿的自主循环可能要在胸外按压开始后 60 秒左右恢复，因此，在建立了协调的胸外按压和正压通气后，可在 60 秒后短时间（6秒）停止按压评估心率。要尽量避免中断胸外按压，因为按压停止后，冠状动脉灌注减少，延迟心脏的恢复。

（8）胸外按压时心率的评估 如心率≥60次/分，停止胸外按压，以40~60次/分的频率继续正压通气，给氧浓度可减至40%。如心率<60次/分，检查正压通气和胸外按压操作是否正确，是否给予100%氧，如通气和按压操作皆正确，做紧急脐静脉插管，给予肾上腺素。为便于脐静脉插管操作，胸外按压者移位至新生儿头侧做拇指法胸外按压。

（9）胸外按压期间判断心率的方法 听诊复苏过程中较难进行，会延长胸外按压暂停的时间。

脉氧仪有助于在不停止胸外按压的情况下评估心率。但如果婴儿循环灌注很不好，可能影响显示数字。

心电图监护可显示心脏电活动，有可能缩短打断胸外按压的时间。但需注意，较慢的心脏电活动可能不伴有心脏泵血（无脉性电活动）。

五、复苏后处理

（1）常规护理 出生后有活力的足月儿和虽然有高危因素但生后呼吸反应好的新生儿应立即与母亲在一起：皮肤接触、母乳喂养、保暖等；观察呼吸、体温、喂养和活力。

（2）需要复苏的新生儿复苏后必须密切监护和反复评估呼吸、氧饱和度、血压、血糖、电解质、排尿情况、神经状态和体温。

①持续监护：有些需转新生儿室进行心电监护及生命体征的监测。

②呼吸支持：有些需吸氧、CPAP或机械通气。

③如果需要，迅速开始亚低温治疗，要事先做好人员和器械的准备。

六、早产儿复苏

早产会使胎儿转换为宫外生活遇到更多的挑战，出生后需要帮助的概率与胎龄相关，胎龄越小的早产儿越有可能需要额外帮助。早产儿更容易受复苏操作的损伤，正确把握尽快复苏不延误抢救与避免不必要的抢救措施间的分寸非常重要。生后最初几分钟的处理有可能减少早产儿近、远期合并症。

早产儿相比足月儿有其独特的解剖和生理特性，这使早产儿的复苏具有特殊的挑战性。因此，预计早产时应寻求更多的帮助。

早产儿复苏有更多的危险，皮肤薄，皮下脂肪少，相应体重下体表面积相对较大，对寒冷导致的热量丢失代谢调节能力不足。胸壁肌肉力量不足，肋骨较柔软，降低自主呼吸动作的效力。肺部不成熟，表面活性物质缺乏，肺通气困难，PPV 导致肺损伤的风险高。各组织发育不成熟，容易被氧损伤。

羊水和胎盘感染（绒毛膜羊膜炎）可造成早产，早产儿免疫系统不成熟可增加发生严重感染，如肺炎、败血症、脑膜炎的风险。血容量较少、血液丢失致低血容量的风险增加。发育不成熟的脑血管不能对血流的快速变化进行调节，可发生出血或缺血损伤。有限的代谢储备和不成熟的代偿机制，可增加出生后低血糖的风险。

（一）早产儿复苏需要的额外准备

（1）胎龄小于 32 周的早产儿：准备聚乙烯塑料袋/薄膜，并需提前加热床垫。

（2）温度传感器控制温度的辐射抢救台。

（3）空氧混合器及氧气流量表。

（4）合适型号的脉搏血氧饱和度仪传感器。

（5）胸部或肢体的 3 导联心电图监护仪（可选）。

（6）适合早产儿的复苏面罩、0 号喉镜镜片、气管插管导管（3.0mm 和 2.5mm）。

（7）可提供 PEEP 和 CPAP 的复苏设备，如 T - 组合复苏器或气流充气式复苏囊。

（8）胎龄小于 30 周早产儿出生，可能还需准备肺表面活性物质。

（9）携带空氧混合仪及脉搏血氧饱和度仪的预热转运暖箱。

（二）早产儿复苏中的体温维持

（1）增加早产儿出生后所处房间的温度，设置室温为 23 ～ 25℃（74 ～ 77℉）。

（2）婴儿出生前预热好辐射抢救台 。

（3）给婴儿戴帽子。

（4）对于出生时胎龄小于 32 周的早产儿

①在辐射抢救台包被下放置加热的床垫。

②以聚乙烯塑料袋或薄膜包裹。

复苏及稳定阶段需保持婴儿全身被塑料膜包裹。

需要脐静脉插管时，可以在塑料膜上打开一个小洞进行操作，而不要去除塑料膜包裹。

③以伺服模式调节辐射抢救台加热。

④使用预热的转运暖箱。

⑤维持婴儿腋下温度为 36.5 ～ 37.5℃。

对于胎龄＜ 32 周早产儿，采取塑料膜保温。出生后不擦干，将躯干四肢放于塑料膜中，头部在外，可用一端开口的食品级塑料袋或保鲜膜。

（三）早产儿辅助呼吸时需特殊考虑的问题

（1）如果婴儿有自主呼吸，尽量使用 CPAP，而非气管插管。

（2）如果需要 PPV，使用可恢复并维持心率＞ 100 次/min 的最低肺扩张压。

（3）如果需要 PPV，建议使用可提供 PEEP 的设备。

（4）如果婴儿呼吸窘迫需要气管插管或是极早产，考虑给予肺表面活性物质。表面活性物质治疗不是初始复苏的组成部分，应在婴儿心率稳定后再使用。

（四）早产儿复苏用氧的建议

（1）小于 35 周早产儿正压通气时初始氧浓度为 21%～30%。

（2）复苏时应用脉搏血氧饱和度仪和空氧混合仪。

（3）维持血氧饱和度在足月新生儿目标水平。

（4）使用高浓度氧复苏有效后，需在脉搏血氧饱和度监测、指导下逐渐下调吸入氧浓度。

孕 32 周前婴儿脑毛细血管网易断裂而引起颅内出血。以下措施有助于避免脑室内出血：操作要轻巧，即使是复苏时处于抑制状态。

①避免放婴儿在头低位。

②足够的正压达到心率增加和足够的通气。用血氧饱和度和血气逐渐调节通气，避免血 CO_2 浓度迅速改变。

③如需要扩容，避免输液速度过快和张力过高。

（五）复苏后的监测及特殊处理

（1）持续、密切监测婴儿体温。

（2）避免低血糖。

（3）监测呼吸暂停及心动过缓 出生后稳定、过渡期间出现呼吸暂停及心动过缓可能是体温、氧气供给、CO_2 水平、电解质、血糖或酸碱平衡异常的首发症状。

七、操作评分标准

项目	内容和要求	评分标准	分值
操作前准备（24分）	素质要求	服装、鞋帽整洁	1 分
		仪表大方，举止端庄	1 分
		语言柔和恰当，态度和蔼可亲	1 分
		修剪指甲、洗手、戴口罩	1 分
	环境准备	关闭门窗，减少人员走动	1 分
		室温调节到 26～28℃	3 分
		打开辐射台提前预热（足月儿调节到 32～34℃）	2 分

续表

项目	内容和要求	评分标准	分值
操作步骤（69分）	用物准备	吸氧设备：湿化瓶、吸氧管、复苏气囊（测试压力阀）按孕周准备面罩	4分
		吸引设备：喉镜（按孕周测试叶片）、低压吸引器（测试）、气管插管（按孕周说出准备的插管型号）、吸痰管、胎粪吸引器、吸球等	6分
		药物及其他：肾上腺素、0.9%氯化钠注射液、听诊器、胶布等	4分
	新生儿评估	孕周、羊水性状、呼吸、肌张力	4分
	初步复苏	新生儿仰卧位，肩下垫肩垫	4分
		清理口鼻内黏液（必要时），先吸口后吸鼻	4分
		彻底擦干全身（撤掉湿巾）	4分
		重新摆正体位	4分
		新生儿没有呼吸或哭声给予触觉刺激	4分
	评估	呼吸（喘息）、心率90次/分	2分
	正压通气	新生儿鼻吸气位	1分
		操作者站在新生儿头侧，（助手）安装脉搏血氧饱和度仪探头	2分
		操作者大声计数（1－2－3）	3分
		正压通气频率40~60次/分	2分
		正压通气持续30秒	2分
	评估	心率80次/分	2分
	矫正通气步骤	摆正体位	2分
		使新生儿嘴微张	2分
		再次清理气道	2分
		密闭面罩	2分
		重新调整压力	2分
	评估	心率50次/分	2分
	胸外按压	新生儿鼻吸位	1分
		双人密切配合：一人负责胸外按压，一人负责正压通气	4分
		胸外按压与正压通气比例3:1	3分

续表

项目	内容和要求	评分标准	分值
	胸外按压	胸外按压与正压通气持续 45~60 秒	2 分
	评估	心率 90 次/分	2 分
	正压通气	继续正压通气	2 分
	评估	心率 110 次/分，血氧饱和度 80%	2 分
	继续观察	如果新生儿没有哭，给予触觉刺激，继续观察（心率变化和血氧饱和度是否随出生时间延长达目标值）	3 分
操作后（7分）	告知结果	告诉产妇复苏结果	2 分
	用物处理	整理床单位，清理用物	3 分
	助产士	洗手并将复苏结果正确记录	2 分

第二十一章

辅助生殖技术

辅助生殖技术也称为医学助孕，指在体外对配子和胚胎采用显微操作技术，帮助不孕夫妇受孕的一组方法，包括人工授精、体外授精–胚胎移植、配子输卵管移植以及在这些技术基础上演进的各种新技术。

一、人工授精

人工授精是用器械将精子通过非性交方式注入女性生殖道内，使其受孕的一种技术。可选择阴道内、宫颈管内或宫腔内。按精液来源不同分两类：丈夫精液人工授精和供精者精液人工授精。按国家法规，目前供精者精液人工授精精子来源一律由国家卫生健康委员会认定的人类精子库提供和管理。

（一）人工授精的适应证

（1）丈夫精液人工授精适应证　主要用于男性因少精、弱精、液化异常、性功能障碍、生殖器畸形等不育，宫颈因素不育，生殖道畸形及心理因素导致性交不能等不育，免疫性不育，原因不明不育。

（2）供精者精液人工授精适应证　主要用于不可逆的无精子症、严重的少精症、弱精症和畸精症，输精管复通失败，射精障碍，男方和（或）家族有不宜生育的严重遗传性疾病，母儿血型不合不能得到存活的新生儿。

（二）人工授精的禁忌证

目前尚无统一标准。一般包括患有严重全身性疾病或传染病，严重生殖器官发育不全或畸形，严重宫颈糜烂，双侧输卵管梗阻，无排卵等病患。

（三）人工授精步骤

（1）收集及处理精液 用干净无毒取精杯经手淫法取精。根据世界卫生组织的标准，在 Makler 精子计数器上计算精子的浓度和活动度。

（2）促进排卵或预测自然排卵的规律 排卵障碍者可促排卵治疗，单用或联合用药。预测排卵的方法包括：月经周期，基础体温测定，宫颈黏液，超声卵泡监测，实验室生化检查 E2、LH。

（3）选择人工授精时间 一般通过宫颈黏液、超声、基础体温等综合判断排卵时间，于排卵前和排卵后 24 小时各注射一次就好。方法：人工授精的妇女取膀胱截石位，臀部略抬高，妇科检查确定子宫的位置，以阴道窥器暴露出子宫颈，无菌棉球擦拭宫口外周围黏液，然后用 1ml 注射器接用于人工授精的塑料管，吸取经过洗涤处理过的精子悬浮液 0.3～0.5ml，通过插入宫腔的导管注入宫腔内授精。

二、体外受精－胚胎移植

体外受精－胚胎移植即试管婴儿。体外受精是指从妇女体内取出卵子，放入试管内培养一个阶段与精子受精后发育成早期胚泡。胚胎移植是指将胚泡移植到妇女的宫腔内使其着床发育成胎儿的过程。

（一）适应证

（1）输卵管堵塞不孕症（原发性和继发性） 为最主要的适应证。如患者有输卵管炎、盆腔炎致使输卵管堵塞、积水等。

（2）原因不明的不孕症。

（3）子宫内膜异位症经治疗长期不孕者。

（4）输卵管结扎术后子女发生意外或输卵管吻合术失败者。

（5）多囊卵巢综合征经保守治疗长期不孕者。

（6）其他如免疫因素不孕者、男性因素不孕者。

（二）术前准备

详细了解和记载月经史及近期月经情况，妇科常规检查，进行超声检查、诊断性刮宫、输卵管造影、基础体温测定、女性内分泌激素测定、自身抗体检查及抗精子抗体检查、男方精液检查、男女双方染色体检查以及肝脏功能检查、血尿常规检查等。

（三）主要步骤

（1）促进与监测卵泡发育　采用药物诱发排卵以获取较多的卵母细胞供使用。采用超声测量卵泡直径及测定血 E2、LH 水平，监测卵泡发育。

（2）取卵　于卵泡发育成熟尚未破裂时，经腹或经阴道穹窿处以细针（超声阴道下）穿刺成熟卵泡，抽取卵泡液找出卵母细胞。

（3）体外受精　取出的卵母细胞放入培养液中培养，使卵子进一步成熟，达到与排卵时相近状态，以提高受精率与卵裂率。优化处理过的精子与卵母细胞在试管内混合受精，体外培养受精卵，受精卵体外培养 2~3 天。

（4）胚胎移植　将体外培养至 4~8 个细胞的早期胚胎送回母体子宫腔内的过程。

（5）移植后的处理　卧床 24 小时，限制活动 3~4 个月，肌内注射黄体酮治疗，移植后第 14 日测定血 HCG，明显增高提示妊娠成功，按高危妊娠加强监测管理。

三、配子输卵管内移植

配子输卵管内移植是直接将卵母细胞和洗涤后的精子移植到输卵管壶腹部的一种助孕技术，是继体外受精 - 胚胎移植之后发展起来的比较成熟的助孕技术之一。1984 年首先由美国的 Asch

等报告成功。

（一）适应证

（1）原因不明不孕症　曾经是配子输卵管内移植的主要适应证。不孕原因可能是精子的运输、授精能力异常，输卵管伞的拾卵功能障碍或卵泡未破裂黄素化综合征等。

（2）男性不育　大多数为少精或弱精。

（3）免疫不孕　免疫球蛋白中的 G 抗体可抑制受精，精子数量越多，抗原越多，愈能激发免疫反应。

（4）子宫内膜异位症　药物或手术失败后均可用配子输卵管内移植或体外受精治疗，轻、中度子宫内膜异位症较合适，而重度子宫内膜异位症成功率低。

（5）其他因素不孕症　如宫腔异常、宫颈不孕和不排卵等也可用配子输卵管内移植治疗。

（二）步骤

（1）诱发超排卵　方案与体外受精相同，应根据妇女的年龄、病因和以往治疗的反应决定治疗方案和人类绝经期促性腺激素的用量。

（2）监测卵泡　目的是观察卵巢对促性腺激素治疗的反应，以决定人类绝经期促性腺激素的用量、注射时间等。

（3）处理精子　采卵前 2 小时取精液。

（4）采卵　采卵时间一般在注射人类绝经期促性腺激素后34～36 小时。

（5）移植配子　移植的卵细胞数与妊娠率有关。

四、卵细胞质内单精子注射

卵细胞质内单精子注射是在显微操作系统帮助下，在体外直接将精子注入卵母细胞浆内使其受精。

（一）适应证

主要用于重度少、弱、畸形精子症的男性不育患者，也适用于阻塞性或部分非阻塞性无精症患者。

（二）步骤

刺激排卵和卵泡监测同体外受精过程，经阴道超声介导下取卵，去除卵丘颗粒细胞，在高倍倒置显微镜下行卵母细胞质内单精子显微注射授精，继后胚胎体外培养、胚胎移植及黄体支持治疗同体外受精技术。

五、植入前胚胎遗传学诊断

植入前胚胎遗传学诊断利用现代分子生物学技术与显微操作技术，在受精卵分裂为 8 个细胞左右时，取出 1~2 个细胞，进行特定的遗传学性状检测，然后据此选择合适的囊胚进行移植的技术。目前常用于某些单基因疾病、染色体数目或结构异常以及性连锁性遗传病的携带者等有可能分娩遗传性疾病后代的高危夫妇的胚胎选择。该技术的主要目的与不孕症的治疗无关，但有辅助生殖技术为基础。应用植入前胚胎遗传学诊断技术，可以避免反复的选择性流产或引产和遗传性疾病患儿的出生。

六、辅助生殖技术护理要点

（一）详细询问病史

询问病史包括询问年龄、既往不孕症治疗时的并发症病史、超排卵治疗情况（促性腺激素的剂量、卵泡数量、一次助孕治疗中卵子数量、血清雌二醇峰值、使用 HCG 的日期、取卵的日期、胚胎移植中胚胎的数量），症状的发生、发展以及严重程度。必须要询问的表现有腹部症状、胸部症状、消化道症状、尿量、体重，并检查四肢有无凹陷性水肿。

（二）配合做好辅助检查

辅助检查包括血常规、凝血酶原时间、血电解质、肝肾功、阴道超声检查。如有气促、胸痛或胸部体检异常，行胸片检查；如有呼吸症状，必须查血氧饱和度。

（三）严密观察

中重度卵巢过度刺激综合征住院患者每 4 小时测量生命体征，记录出入量，每天测量体重和腹围，每天监测血细胞比容、白细胞计数、血电解质、肾功能。防止继发于卵巢过度刺激综合征的严重并发症如卵巢破裂或蒂扭转、肝功能损害、肾功能损害甚至衰竭、血栓形成、成人呼吸窘迫症等。加强多胎妊娠产前检查的监护，要求提前住院观察，足月后尽早终止妊娠。

（四）配合治疗

遵医嘱对中重度卵巢过度刺激综合征住院患者静脉滴注白蛋白、低分子右旋糖酐、前列腺素拮抗剂。对卵巢反应不足的患者可以遵医嘱使用尿促性素（HMG），合用生长激素或生长激素释放激素，然后再使用诱发超排卵治疗。多胎妊娠者进行选择性胚胎减灭术。

（五）积极采取预防措施

（1）预防中重度卵巢过度刺激综合征　注意超排卵药物应用的个体化原则；严密监测卵泡的发育，根据卵泡数量适时减少或终止使用尿促性素及人绒毛膜促性腺激素（hCG），提前取卵。对有中重度卵巢过度刺激综合征倾向者，按医嘱于采卵日给予静脉滴注白蛋白，必要时可以放弃该周期，取卵后行体外受精，但不行胚胎移植而是将所获得早期胚胎进行冷冻保存，待自然周期再行胚胎移植。

（2）预防卵巢反应不足　增加外源性卵泡刺激素（FSH）的剂量，提前使用尿促性素（HMG）等。

（3）预防自然流产　合理用药；避免多胎妊娠；充分补充黄体功能；移植前进行胚胎染色体分析，防止异常胚胎的种植；预防相关疾病。不孕症是一个影响到妇女生理、心里、社会健康的问题，原因可能在于女性、男性或男女双方。因为生育被看作是女性职能的一个方面，因此不孕症严重影响妇女的生活，伴随不孕出现抑郁、孤独、内疚、愤怒等情绪。不孕不仅是医学问题，而且是一个关系到社会的基本单位——家庭的稳定问题及社会问题，常有因此而引起离婚等影响家庭和社会稳定的问题。因此，积极检查治疗不孕症，为不孕症夫妇提供个体化的护理是非常必要的。辅助生殖技术因涉及伦理、法规和法律问题，需要严格管理和规范。同时新技术蓬勃发展，例如卵浆置换、核移植、治疗性克隆和胚胎干细胞体外分化等胚胎工程技术的进步，必将面临伦理和法律问题新的约束和挑战。